Zwangsstörungen

Praxis der Paar- und Familientherapie
Band 4

Zwangsstörungen
von Dr. Igor Tominschek und Prof. Dr. Günter Schiepek

Herausgeber der Reihe:

Prof. Dr. Manfred Cierpka, PD Dr. Astrid Riehl-Emde,
Dr. Martin Schmidt, Prof. Dr. Klaus A. Schneewind

Zwangsstörungen

Ein systemisch-integratives Behandlungskonzept

von

Igor Tominschek
und Günter Schiepek

HOGREFE
GÖTTINGEN · BERN · WIEN · PARIS · OXFORD · PRAG
TORONTO · CAMBRIDGE, MA · AMSTERDAM · KOPENHAGEN

Dr. med. Igor Tominschek, geb. 1968. 1987-1995 Studium der Humanmedizin in Saarbrücken, Regensburg und München. 1996 Promotion. 1999-2002 Ausbildung zum systemischen Familien- und Paartherapeuten. Seit 1996 Arzt in der Psychosomatischen Klinik Windach. 2003 Facharzt für Psychotherapeutische Medizin (Verhaltenstherapie). Ab Mai 2007 Oberarzt in der Tagesklinik Westend (München) für Psychotherapeutische Medizin und Psychosomatik.

Prof. Dr. phil. Dr. phil. habil. Günter Schiepek, geb. 1958. 1979-1983 Studium der Psychologie in Salzburg. 1984 Promotion, 1990 Habilitation. Seit 1999 Apl. Professor an der Universität Bamberg. 1992-1996 Vertretung des Lehrstuhls für Klinische Psychologie an der Universität Münster. 1998-2003 Leiter des Forschungsprojekts „Synergetik der Psychotherapie" am Universitätsklinikum Aachen. Seit 2005 Visiting Professor an der Donau-Universität Krems. Seit 2006 Leiter der Forschungseinrichtung für Dynamische Systeme an der Alpen-Adria Universität Klagenfurt sowie des Center for Complex Systems (Stuttgart und München).

Bibliografische Information Der Deutschen Bibliothek
Die Deutsche Bibliothek verzeichnet diese Publikation in der Deutschen Nationalbibliografie; detaillierte bibliografische Daten sind im Internet über http://dnb.ddb.de abrufbar.

Göttingen · Bern · Wien · Paris · Oxford · Prag
Toronto · Cambridge, MA · Amsterdam · Kopenhagen
Rohnsweg 25, 37085 Göttingen

http://www.hogrefe.de
Aktuelle Informationen · Weitere Titel zum Thema · Ergänzende Materialien

Umschlaggrafik: Gabriele von Roden, Göttingen
Satz: Grafik-Design Fischer, Weimar
Druck: AZ Druck und Datentechnik GmbH, Kempten
Printed in Germany
Auf säurefreiem Papier gedruckt
ISBN 978-3-8017-1888-6

Für meine Frau Giorgia
(Igor Tominschek)

Für Prof. Dr. Dr. h. c. mult. Hermann Haken
zum 80. Geburtstag
(Günter Schiepek)

Inhaltsverzeichnis

Vorwort

Es freut mich, diesem Buch durch ein Vorwort eine Begleitung geben zu können. Wir brauchen dringend innovative Impulse. Sie sind sowohl für die Wissenschaft, deren Mühlen sehr langsam mahlen, als auch für die psychotherapeutische Versorgung, die in die Limitierungen von Versorgungsverträgen und Qualitätssicherung eingepfercht ist, dringend nötig. Wir bilden stabile Systeme der Wissenschaft und stabile Systeme der Versorgung, die geschützt werden vor Veränderung. Damit sind wir in der gleichen Gefahr wie Menschen, die eine Zwangserkrankung entwickeln. Der hier beschriebene systemisch-integrative Therapieansatz der Zwangsbehandlung ist eine Integration von bewährten verhaltenstherapeutischen Ansätzen und systemtheoretischer Konzeption, die sich aus den theoretischen Prinzipien der Synergetik ableiten: Systeme wissen und können alles, sie können sich auch selbst verändern. Therapeutische Interventionen sind nur Katalysator. Diese bestehen in Symptomexposition und in Paar- und Familieninterventionen.

Die Autoren geben eine sehr gut verständliche Einführung in die bedingenden Kontexte der Zwangserkrankung. Sie verstehen diese im sozialen Kontext und führen auf den Stellenwert der Familie hin. Vertiefend werden Modelle der Entstehung und Aufrechterhaltung von Zwangssymptomen vorgestellt, einschließlich neurobiologischen Modellen und Ergebnissen der modernen bildgebenden Verfahren und einem Überblick über familientherapeutische Ansätze. Die Entwicklung des Behandlungskonzepts des sehr erfolgreichen verhaltenstherapeutischen Windacher Modells zu dem integrativen familientherapeutischen Ansatz der Autoren war ein jahrelanger Prozess, der zu einem erstaunlich klaren Strategiemodell geführt hat. Besonders ausführlich wird auf praktische Aspekte der Zwangstherapie eingegangen, so dass sehr viel Gewinn für die eigene therapeutische Arbeit mit diesen Patienten gezogen werden kann. Es werden typische Schwierigkeiten im Therapieprozess beschrieben, Hilfestellung für die Differentialindikation von ambulanter und stationärer Therapie gegeben, all dies veranschaulicht durch Fallvignetten. Auf beeindruckende Weise wird gezeigt, „wie Therapeut, Patient und Angehörige eine therapeutische Allianz bilden können“, „dass eine erfolgreiche Therapie oft tief greifende Veränderungen in der Beziehungsgestaltung erfordert“ und „dass Rückfälle in die Symptomatik durchaus ihren Sinn haben.“

Dass dieser Ansatz kein fertiges Produkt ist, das sich nicht weiter entwickelt, zeigt die Beschreibung eines Forschungsprojektes, bei dem computergestütztes Prozessmonitoring bei stationären Zwangspatienten eingesetzt wird. Hier wird Kanfers Scientist-Practioner-Modell auf vorbildhafte Weise fortgeführt. Ich wünsche diesem Buch, seinen Lesern und auch seinen Autoren viel Erfolg. Eine weitere Nähe zu F. Kanfer gibt es: Er sprach seit den Neunziger Jahren nicht mehr vom Verhaltensmodell, sondern vom Systemmodell und wollte seinen Selbstmanagementansatz auch als Systemtherapie verstanden wissen, wenngleich er bei der Therapie des Individuums geblieben ist.

München, Oktober 2006

Serge Sulz

Vorwort

Die Prävalenzrate von Zwangsstörungen wird heute bei etwa 2,5 % geschätzt. Das schließt vergleichsweise leichte Störungen ein, die sich ambulant behandeln lassen. Aber wohl jeder Therapeut kennt auch Dauerbrenner, die aller Therapie zu trotzen scheinen. Das vorliegende Buch wird der Unterschiedlichkeit der Zwangsstörungen gerecht. Und dazu passt der Untertitel „Ein systemisch-integratives Behandlungskonzept". Ein Standbein dieses Konzeptes ist die kognitiv-behaviorale Einzeltherapie, deren Wirksamkeit sich immer wieder bestätigt hat. Aber diese Einzeltherapie wird nun gleichsam vielschichtig systemisch gesichtet. Um das zu verdeutlichen und daraus therapeutische Konsequenzen zu ziehen bieten sich in fast idealer Weise die Erfahrungen an, die Igor Tominschek an der Psychosomatischen Klinik Windach machen konnte. So verdeutlicht er etwa, wie Zwangsstörungen sowohl innerpsychisches Überleben ermöglichen können, indem sie den einzelnen vor ihn bedrohenden Emotionen und vor allem vor aggressiven Ausbrüchen schützen. Sie zeigen aber auch, wie viele Zwangsstörungen in Familien und nahen Beziehungen wichtige Funktionen erfüllen können. Ohne Berücksichtigung dieser Funktionen und ohne Einbeziehung der Familie sind daher Behandlungsversuche, die nur auf den einzelnen abgestellt sind, zum Scheitern verurteilt. Um das besser zu verstehen, eignet sich eine Sicht, die Systeme als Netzwerke von Prozessen versteht und dabei die Erfahrungen der Synergetikforschung verwertet. Das veranschaulichen die Autoren auch an den lebenden Skulpturen, die es Betroffenen erlauben, ihren Zwangssymptomen gegenüber eine Metaperspektive einzunehmen. Wie unterschiedliche, aber immer wieder auch systemisch inspirierte Interventionen sinnvoll und erfolgreich sein können, zeigt sich an den vielen von den Autoren gelieferten Fallbeispielen. Alles in allem: Es ist ein Buch, dem ich viele Leserinnen und Leser wünsche.

Heidelberg, Oktober 2006 Helm Stierlin

Zu diesem Buch

Dieses Buch möchte Therapeuten wie auch Betroffenen und ihren Angehörigen ein besseres Verständnis von Zwangsstörungen ermöglichen. Es kommt aus der Praxis und ist für die Praxis geschrieben. Der systemisch-integrative Therapieansatz hat sich aus der langjährigen Arbeit mit Zwangspatienten in der Psychosomatischen Klinik Windach entwickelt. Weiterentwickelt wurde dieses verhaltenstherapeutische Konzept durch die theoretischen Prinzipien der Synergetik, die davon ausgeht, dass Systemen ihr Expertentum inhärent ist und Veränderungen durch psychotherapeutische Interventionen lediglich katalysiert werden müssen.

Die Verhaltenstherapie hat sich in der symptomatischen Behandlung der Zwänge als erfolgreich erwiesen und stellt die Basis unseres Therapieansatzes dar. Da die Aufrechterhaltung des Therapieerfolges aus unserer Sicht abhängig ist von einer Veränderung kognitiver, emotionaler und verhaltensbezogener Interaktionsmuster, sehen wir Familien- und Paargespräche als wesentliche Ergänzung einer Therapie bei Zwangsstörungen.

Das erste Kapitel befasst sich mit dem Phänomen Zwang im sozialen Kontext. Es werden die fließenden Grenzen zwischen Normalität und Pathologie diskutiert, soziokulturelle Überlegungen angestellt und der Stellenwert der Familie bei der Entstehung und Aufrechterhaltung von Zwangsstörungen ausgelotet. Gängige psychologische Modelle zur Erklärung der Zwangsstörung werden dargestellt. Ein Unterkapitel widmet sich der Fragestellung, inwieweit unser Gesundheitssystem zum Pathologisieren neigt, da es den Kontext von Problemverhalten nur wenig berücksichtigt. Dabei wird der Umgang mit den aktuellen Diagnosesystemen für psychische Erkrankungen kritisch hinterfragt. Kapitel 1 endet mit Ergebnissen aus der Fachliteratur, wie sich eine Zwangsstörung ungünstig auf das familiäre Zusammenleben auswirken kann.

Im zweiten Kapitel wird ein Überblick über die Häufigkeit und die phänomenologischen Ausprägungen der Zwangsstörung geben. Es wird ausgeführt, wie die Zwangsstörung von anderen psychischen Störungsbildern, bei denen Zwangssymptome beobachtbar sind, abgegrenzt werden kann. Dieser Überblick wird durch neurobiologische Modelle und Ergebnisse der modernen bildgebenden Verfahren ergänzt – Bereiche, die im letzten Jahrzehnt großes Forschungsinteresse geweckt haben.

Im dritten Kapitel wird ein Überblick über familientherapeutische Ansätze bei Zwangsstörungen gegeben. Das Behandlungskonzept der Psychosomatischen Klinik Windach („Windacher Modell") wird ausführlich dargestellt. Es ist ein multimodales stationäres Behandlungskonzept mit verhaltenstherapeutischem Schwerpunkt, aus dem sich unser familientherapeutischer Ansatz entwickelt hat. Anschließend werden typische Schwierigkeiten beschrieben, die sich in der therapeutischen Beziehung mit Zwangspatienten ergeben können. Es werden die Therapieergebnisse von stationären Zwangspatienten der Psychosomatischen Klinik Windach der Jahre 2002 und 2003 präsentiert. Am Ende dieses Kapitels werden Kriterien genannt, die dem Praktiker bei der Entscheidung helfen sollen, wann ein Zwangspatient noch ambulant behandelt werden kann und in welchen Fällen eine stationäre Therapie sinnvoll erscheint.

In Kapitel 4 wird unser familientherapeutischer Ansatz im Rahmen einer verhaltenstherapeutischen Behandlung expliziert. Beginnend mit dem Überweisungskontext beschäftigen wir uns mit den unterschiedlichen Aufträgen, die an den behandelnden Therapeuten herangetragen werden. Es wird der hohe Stellenwert der Fremdanamnese betont und es wird gezeigt, wie Therapeut, Patient und Angehörige eine therapeutische Allianz bilden können. Die Aufklärung über das Störungsbild und die Transparenz bezüglich der Therapieplanung ist das zentrale Thema dieses Kapitels. Darüber hinaus wird anhand klinischer Beispiele beschrieben, wie systemische Techniken (Genogramm, idiographische Systemmodellierung, Skulpturverfahren) in der Therapie von Zwangspatienten gezielt eingesetzt werden können.

Im Kapitel 5 werden prototypische Fallvignetten von Zwangspatienten dargestellt, die zuerst stationär in der Psychosomatischen Klinik Windach behandelt wurden und poststationär entweder ambulante Paar-/Familiengespräche hatten oder zu Katamnesegesprächen eingeladen wurden. Anhand dieser Fallvignetten soll der Leser ein tieferes Verständnis für die vielfältigen Funktionen des Zwanges in sozialen Systemen bekommen. Es soll gezeigt werden, dass eine erfolgreiche Therapie oft tiefgreifende Veränderungen in der persönlichen Beziehungsgestaltung der Patienten erfordert und eine rein symptomatische Behandlung unzureichend ist. Es wird auch auf die zeitliche Dimension eingegangen, um zu demonstrieren, dass Rückfälle in die Symptomatik durchaus ihren Sinn haben.

Im letzten Kapitel werden die Schlussfolgerungen für die Praxis gezogen: Es wird diskutiert, warum Zwangspatienten eine spezifische Therapie benötigen und in welchen Fällen Angehörige in die Therapie einbezogen werden sollten. Abschließend stellen wir unser Forschungsprojekt vor, bei dem wir ein computergestütztes Prozessmonitoring bei stationärer behandelten Zwangspatienten einsetzen und neurobiologische Veränderungen mittels EEG-Messungen und funktioneller Kernspintomographie untersuchen. Dieses Projekt wird finanziell unterstützt durch die Deutsche Gesellschaft für Systemische Therapie und Familientherapie (DGSF), die Systemische Gesellschaft (SG), den Österreichischen Jubiläumsfonds, die Psychiatrische Universitätsklinik der LMU München, das Center for Complex Systems und die Psychosomatische Klinik Windach. Das Projekt wurde ermöglicht durch eine enge Zusammenarbeit zwischen der Psychosomatischen Klinik Windach und der Psychiatrischen Universitätsklinik der LMU München. Die Studienpatienten rekrutieren sich aus in der Klinik Windach stationär behandelten Zwangspatienten. Die fMRI- und EEG-Messungen werden durch die Kolleginnen und Kollegen der Universitätsklinik durchgeführt. Eine Parallelstudie läuft am AKH Wien (Universitätsklinik für Psychiatrie).

Igor Tominschek
(Psychosomatische Klinik Windach)

Günter Schiepek
(Forschungseinrichtung für Dynamische Systeme
Alpen-Adria Universität Klagenfurt
Center for Complex Systems, München)

1 Zwang im sozialen Kontext

1.1 Der kulturelle und gesellschaftliche Kontext von Zwangsstörungen

Jedem gesunden Menschen ist zwanghaftes und ritualisiertes Verhalten vertraut, ohne dass er darunter leiden würde. Im Gegenteil – Rituale helfen uns, den Alltag zu gestalten und Routinetätigkeiten zu automatisieren. Der morgendliche Gang zur Kaffeemaschine, die Fahrt zum Arbeitsplatz, das Begrüßen der Kollegen, die Mittagpause, die Tagesschau und vieles mehr tragen dazu bei, dass unser Alltag einen ganz individuellen Rhythmus bekommt. Der Alltag wird einfacher, indem wir über viele automatisierte Abläufe nicht mehr nachdenken müssen.

Ritualisiertes und automatisiertes Verhalten ist Bestandteil unseres Alltags

Passieren jedoch unerwartete Ereignisse, die uns verunsichern, so beginnen wir automatisierte Verhaltensweisen zu hinterfragen. „Habe ich den Herd wirklich ausgeschaltet, habe ich die Haustüre auch zugesperrt?“ Wer kennt nicht diese Sorgen und die daraus resultierenden Kontrollhandlungen, bevor er in einen mehrwöchigen Urlaub fährt und eine leere Wohnung zurücklässt. Oder die Angst und Unsicherheit vor einer wichtigen Prüfung, ob das Gelernte auch wirklich ausreichen wird. Wir müssen uns in solchen Stressituationen rückversichern, um wieder Ruhe und Gewissheit zu bekommen. Den meisten Menschen reicht eine einmalige Rückversicherung aus, um solche Befürchtungen zu relativieren. Sie können einschätzen, mit welcher Wahrscheinlichkeit ein befürchtetes Unglück eintreten wird. Wenn die Wahrscheinlichkeit als gering bewertet wird, sind sie bereit die Unsicherheit auszuhalten und ein Restrisiko einzugehen. Sie vertrauen auf die eigene Wahrnehmung und den „gesunden Menschenverstand“. Sie beruhigen sich damit, dass sie solche Situationen schon hundertfach gemeistert haben.

Wir unterliegen auch vielfältigen gesellschaftlichen Zwängen: Wir unterwerfen uns Benimmregeln, Kleidungsregeln, Hierarchien, modischen Einflüssen, dem Gruppendruck und vielem mehr. Die gesellschaftlichen Konventionen sollen das Zusammenleben regeln, ritualisieren und dadurch erleichtern. Der Einzelne weiß, was die Gemeinschaft von ihm erwartet. Wer sich den expliziten und impliziten gesellschaftlichen Konventionen nicht anpasst, muss mit Konflikten und Sanktionen rechnen. Viele Menschen ordnen sich unter, weil sie Konflikte vermeiden und nicht auffallen wollen. Es be-

Gesellschaftliche Konventionen regeln das Zusammenleben von Menschen

darf Selbstbewusstsein und Zivilcourage, um sich Konventionen zu widersetzen und die eigene, vielleicht unbequeme Meinung zu vertreten.

Für die meisten Menschen bleiben Gedanken nur Gedanken, die auch wieder vergehen

Oft machen wir uns Gedanken und vertrauen darauf, dass unsere Gedanken nur Gedanken bleiben. Wer kennt nicht beschämende, aggressive oder sexuelle Gedanken, die er lieber für sich behält. Viele Menschen befürchten sich zu blamieren, wenn sie daran denken, unkontrolliert aggressiv zu handeln oder ihre sexuellen Phantasien auszuplaudern. Solche Gedanken kommen und gehen bei den meisten Menschen, ohne dass sie zum Problem werden. Sie werden als „Gedankenblitz", „verrückte Idee" oder „Laune" abgetan und wieder vergessen. Es wird ihnen kein größerer Stellenwert beigemessen und sie setzen sich im Kopf nicht fest. Beim Zwangspatienten dagegen werden diese Gedanken zum gravierenden Problem, weil sie sich verselbstständigen. Die Zwangsbefürchtungen führen zu Zwangshandlungen und es kommt zur Symptombildung.

Ähnlich wie andere psychische Störungen werden auch Zwangsstörungen von makrosozialen, kulturellen und historischen Gegebenheiten beeinflusst. Die Frage ist dabei allerdings, ob und wieweit diese Gegebenheiten ätiologisch relevant sind oder ob es sich um Bedingungen handelt, die lediglich das Erscheinungsbild von Zwangsstörungen prägen und die Symptomatik überformen.

Die gleichen Stressoren können ganz unterschiedliche psychische Störungen zur Folge haben

Was die ätologische Relevanz von sozialen Faktoren betrifft, muss man grundsätzlich unterscheiden zwischen dem Einfluss, den Stressoren verschiedener Art auf die Entstehung und den Schweregrad psychischer Störungen haben, und der ätiologischen Spezifität dieser Stressoren. Während es nach dem Stand unseres Wissens kaum Stressoren gibt, die ätiologisch spezifisch sind (z. B. bestimmte familiäre Konstellationen, die zu ganz bestimmten psychischen Erkrankungen führen würden), kann man sicher generell sagen, dass Stressoren um so gravierendere psychische Folgen haben, je früher sie im Leben auftreten, je existenzieller sie sind, je unkontrollierbarer sie erlebt werden und je länger sie andauern. So gesehen ist es leicht verständlich, dass Bedrohungen und Traumatisierungen im Umfeld früher sozialer Bindungen an wesentliche Bezugspersonen (insbesondere natürlich der Mutter-Kind-Bindung) relevante Stressoren darstellen. Bedrohungen, die von Menschen ausgehen (insbesondere von emotional wichtigen Personen) sind stressrelevanter und psychisch beeinträchtigender als Bedrohungen, die von Objekten ausgehen (z. B. technische Katastrophen, Naturgewalten). Die Folgen für die psychische Entwicklung und die spätere Verarbeitung von Stressoren aller Art sind nachgewiesen (z. B. Grawe, 2004), jedoch kann die pathogenetische Endstrecke zu unterschiedlichen Störungsbildern führen: Persönlichkeitsstörungen, Essstörungen, Depressionen, Schizophrenie und Schizophrenie-Spektrum-Störungen, Ängste und angstassoziierte Störungen wie Zwänge und Zwangs-Spektrum-Störungen.

Insofern bei Zwangsstörungen gedanklich antizipierte Verluste von nahe stehenden Menschen (die Eltern, die eigenen Kinder) wichtige Inhalte obsessiver Kognitionen sind, kann man überlegen, ob und inwiefern frühe Bedrohungen der emotionalen Bindungssicherheit ein zentraler Vulnerabilitätsfaktor für Zwänge sind. Die ätiologischen Wurzeln wären dann jedenfalls biographisch breiter angelegt als in klassischen psychoanalytischen Modellvorstellungen vermutet, in denen primär die anale Phase und die damit verbundenen Erfahrungen der Sauberkeitserziehung und der Über-Ich-Entwicklung verantwortlich gemacht werden.

Soziale Faktoren wirken ätiologisch eher unspezifisch

Soziale Faktoren wirken also wahrscheinlich ätiologisch eher unspezifisch, was auch von international vergleichenden epidemiologischen Studien nahe gelegt wird. Eine Studie aus der türkischen Stadt Konya (Cilli et al., 2004) fand vergleichbare Prävalenzraten wie in anderen internationalen Studien. Allerdings wurde deutlich, dass soziale Stressoren die Erkrankungswahrscheinlichkeit deutlich steigern können: Das relative Risiko, an Zwängen zu leiden, war für geschiedene, getrennte oder verwitwete Personen 4,2-mal höher als für Personen, bei denen diese Life-Events bzw. Risikofaktoren nicht vorlagen (10,5 % vs. 2,7 %). Weissman et al. (1994) verglichen epidemiologische Daten für Zwangsstörungen über mehrere Länder hinweg (Vereinigte Staaten, Großbritannien, Puerto Rico, Deutschland, Taiwan, Korea und Neuseeland). Lebens- und Jahres-Prävalenzraten (letztere 1,1 bis 1,8 %), das Alter bei Beginn der Störung (21,9 bis 35,5 Jahre) und die Geschlechtsverteilung (leichte Überzahl weiblicher Erkrankter) waren ebenso konsistent und vergleichbar wie die wesentlichen Komorbiditäten (Depressionen und Angststörungen).

Die Inhalte von Zwangsstörungen werden kulturspezifisch ausgestaltet

Man kann vermuten, dass nicht das Auftreten, sondern eher die Inhalte der Zwangsstörung kulturspezifisch sind (z. B. Akhtar et al., 1975). Dies ist ja auch von anderen Störungsgruppen bekannt, wenn man etwa an die Erscheinungsbilder der Hysterie denkt (große hysterische Ohnmachtsanfälle wie zu Zeiten Charcots gibt es kaum mehr, dafür aber Konversionssyndrome) oder an die historisch wechselnden Wahninhalte bei Paranoia und Schizophrenie. Tek und Ulug (2001) konnten in einer Studie (N = 45 Zwangspatienten) zeigen, dass der Grad der Religiosität (insbesondere der Grad der praktizierten Religiosität, erfasst mit dem Religious Practices Index, RPI) nicht mit der Schwere von Zwangsgedanken (obsessions) und Zwangshandlungen (compulsions) korrelierte. Patienten mit mehr und verschiedenartigeren Zwangsgedanken hatten zwar mit höherer Wahrscheinlichkeit auch religiöse Zwangsgedanken, doch die Schwere der Zwangsstörung unterschied sich nicht zwischen Personen mit religiösen Inhalten und nicht-religiösen Inhalten der Zwangsgedanken und -handlungen. Die Autoren resümieren: „Religion appears to be one more arena where OCD expresses itself, rather then being a determinant of the disorder“ (Tek & Ulug, 2001, S. 99).

Eine Studie von Okasha (2004) verdeutlicht, wie sich kulturelle und religiöse Praktiken und Glaubensinhalte auf die Phänomenologie von Zwängen auswirken können. Christliche Jugendliche und muslimische Jugendliche hatten ähnliche Inhalte ihrer „obsessive thoughts“ (zwangsauslösende Gedanken), nämlich religiöse und sexuelle. Zwangsrituale dagegen überwogen bei den muslimischen Adoleszenten deutlich, was der Autor mit den in dieser Kultur häufigen Gebeten und Reinigungsritualen in Zusammenhang bringt. Sauberkeit ist im Islam ein zentraleres Thema als im Christentum. Ein anderer Vergleich machte deutlich, dass bei ägyptischen und israelischen Jugendlichen ähnliche obsessive Gedankeninhalte vorlagen, welche sich auf Religion, Sauberkeit und Schmutz bezogen. Bei indischen und britischen Patienten dagegen kreisen die Obsessionen offenbar mehr um aggressive Inhalte und um das Thema Ordnung (z. B. Akhtar et al., 1975). Bei den von Okasha (2004) untersuchten ägyptischen Patienten lag ein sehr geringer Grad an Einsicht in die Irrationalität ihrer Zwänge vor. Es handelte sich offenbar weitgehend um Personen mit „poor insight“, welche die Bedeutung ihrer Zwänge eher rechtfertigten und (z. B. religiös) begründeten, während westliche Patienten zu großen Teilen ihre Symptome als irrational einstufen („good insight“) (vgl. zur Unterscheidung zwischen good und poor insight bei Zwangspatienten sowie zu den möglicherweise vorliegenden neuronalen Korrelaten Aigner et al., 2005).

Der kulturelle Hintergrund spielt vielleicht nicht nur bei den Zwängen im engeren Sinne eine Rolle, sondern auch bei Verhaltensproblemen, die zu den Impulskontrollstörungen im Umkreis der Zwangsstörung gerechnet werden (sog. OCD spectrum disorders), wie etwa Kaufrausch, Kleptomanie (unkontrollierbares Stehlen) oder pathologisches Spielen (Spielsucht). In einer Gesellschaft, in der Konsum, Freizeitaktivitäten, Bedürfnisbefriedigung aller Art (z. B. auch im Internet, etwa in Form von Cyber Sex) umfassend und überall verfügbar sind, ja sogar einen wesentlichen Sozialisationsinhalt darstellen, erlernen Menschen wenig Selbstkontrolle und sind nicht in der Lage, perpetuierende Muster der Selbstbefriedigung zu unterbrechen.

Ein anderes soziales Phänomen im Zusammenhang mit der zunehmend mehr medienvermittelten und virtuellen Welt ist die Tatsache, dass sich vieles nicht mehr in der unmittelbaren Erfahrung, sondern virtuell abspielt. Auch Zwänge können eine Reaktion auf übermächtige virtuelle Vorgaben (Impulse, Obsessionen) sein, während die unmittelbare Konfrontation mit zwangsauslösenden Situationen und Objekten die Realität wieder ins Spiel bringt. Die virtuelle Welt der Gedanken, Bilder und Befürchtungen verliert damit zugunsten dessen, was faktisch passiert und unmittelbar erfahrbar wird, an Bedeutung.

Die Konfrontation mit der Realität korrigiert übermächtige virtuelle Vorgaben

Auch andere kulturell verankerte und schon in der frühen Sozialisation vermittelte Inhalte und Werte können in ihren Extremvarianten pathologische Zwanghaftigkeit zur Folge haben. Dies gilt etwa für den Stellenwert, den Perfektionismus, Sauberkeit und Leistung in der westlichen Kultur haben. Geschlechtsunterschiede gibt es möglicherweise auch: Forssen et al. (2005) weisen darauf hin, dass Mädchen und Frauen schon früh lernen, für andere da zu sein, d.h. sich dafür zu sensibilisieren, wo fürsorgliche und pflegende Leistungen und Aktivitäten von anderen gewünscht oder gebraucht werden könnten (auch wenn diese gar nicht explizit angefordert werden). Dies könne zu einer „compulsive sensitivity" führen, die manchen Frauen dann in ihrer Autonomieentwicklung im Wege steht.

Zusammenfassung

Weder psychoanalytische noch kognitiv-behaviorale Modellvorstellungen können die Entstehung und Aufrechterhaltung von Zwangsstörungen umfassend und ausreichend erklären. Soziale Faktoren erscheinen ätiologisch unspezifisch und wirken sich eher auf das Erscheinungsbild der Zwänge aus. Kulturvergleichende Untersuchungen zeigen bei Zwangsstörungen eine ähnliche Verteilung bezüglich der Prävalenz, des Alters bei Beginn der Störung, der Geschlechtsverteilung und der wesentlichen Komorbiditäten (Depression und Angst). Wie bei anderen psychischen Störungen scheinen auch bei der Zwangsstörung die Inhalte der Zwangsbefürchtungen kulturspezifisch zu sein. Heutzutage findet man eine Häufung von aktuellen gesellschaftlichen Themen wie z. B. HIV-Infektionsängste (Reinecker, 1994).

1.2 Die Rolle der Familie bei der Entstehung und Aufrechterhaltung von Zwangsstörungen

Die Gesellschaft, in der wir leben, beeinflusst mit ihren Normen und Wertvorstellungen maßgeblich unser Denken und Handeln. Diese Werte und Normen werden vor allem in den ersten Lebensjahren durch die Eltern vermittelt. In unterschiedlichem Ausmaß erziehen sie das Kind zu Sauberkeit, Ordnung und Autoritätshörigkeit. Sie haben entscheidenden Einfluss darauf, wie sehr Pünktlichkeit, Leistungsbereitschaft und Verantwortungsgefühl vom heranwachsenden Kind verinnerlicht werden. Später prägen auch Kindergarten, Schule, die Kirche, die peer-group und die Medien das Wertesystem der Heranwachsenden.

Forschungergebnisse über den Einfluss der Familie auf die Entstehung von Zwangsstörungen bei Kindern sind allerdings sehr begrenzt. Salkovskis et al. (1999) haben sich mit dem Stellenwert der Informationsverarbeitung bei der Entstehung und Aufrechterhaltung von Zwangsstörungen beschäftigt. Sie postulieren drei Bereiche, die die kognitive Verarbeitung des Kindes beeinflussen sollen: Die Bewertung der eigenen Verantwortung, das Familienklima und das soziale Umfeld. Das Ausmaß, in dem das Kind den eigenen Einfluss und die eigene Verantwortung für negative Ereignisse einschätzt, soll die Zwangsentstehung beeinflussen. Zu frühe Verantwortung für das Wohlergehen der Familie kann zu einem ausgeprägten sozialen Gewissen und zu hohen Leistungsansprüchen führen. Zwangspatienten messen häufig mit doppeltem Maßstab: Eigene Handlungen und Versäumnisse beurteilen sie als wesentlich gravierender als die der anderen. In einem familiären Klima, das durch Ängstlichkeit und Sorge geprägt ist, wird die Außenwelt als bedrohlich wahrgenommen. Hier findet sich elterliche Überfürsorge und Kritik bei Misserfolgen. Das Kind wird zu vorsorglichem Sicherheitsverhalten ermutigt, woraus sich zwanghaftes Verhalten entwickeln kann. Moral- und Wertvorstellungen, die durch das soziale Umfeld des Kindes (Elternhaus, Schule, Kirche etc.) geprägt werden, können zu einem hohem Verantwortungsbewusstsein mit der Angst vor Schuld und Strafe führen. Die Autoren erkennen im familiären Kontext die potenzielle Möglichkeit einer psychologischen Vulnerabilität. Sie betonen aber, dass der familiäre Kontext nicht ausreicht, damit eine Zwangsstörung entsteht. Umgekehrt finden sich auch Zwangsstörungen ohne familiäre Vorbelastung.

Zwangspatienten messen häufig mit doppeltem Maßstab

Wewetzer et al. (2003) konnten in ihrer Untersuchung an 23 Jungen und 19 Mädchen (Durchschnittalter 12,7 Jahre) und ihren Eltern keine Behinderung der Selbstständigkeitsentwicklung und auch keine anderen, von der Norm abweichenden Erziehungsmethoden finden. Um die familiäre Interaktion und das erzieherische Umfeld einzuschätzen, verwendeten sie das familiendiagnostische Inventar nach Schneewind (Schneewind et al., 1985/1986). Sie fanden aber in 85 % der Fälle, dass einzelne Familienmitglieder in die Zwangssymptomatik eingebunden waren. Diese Ergebnisse decken sich mit anderen Untersuchungen (Calvocoressi et al., 1995; Shafran et al., 1995) und machen die Notwendigkeit einer Anleitung und Unterstützung der Angehörigen von zwangskranken Kindern deutlich. Nach Wewetzer et al. (2003a) müssen die Eltern von ihren Schuldgefühlen entlastet werden, da der Zwangsstörung des Kindes kein elterlicher Erziehungsfehler zugrunde liege. Das Kind erfahre aufgrund seiner Symptomatik viel Aufmerksamkeit und Zuwendung durch die Familie, und fordere diese häufig in aggressiver Weise ein. Vor allem gegenüber Müttern komme es zu verbalen (Beschimpfungen, Drohungen) und z. T. auch körperlichen Aggressionen (Treten, Schlagen, Beißen). Die Familie sollte in die Behandlung einbezogen werden, um zu lernen, sich angemessen gegen diese Aggressionen zu wehren. Auch andere Autoren betonen die hohe Aggressionsbereitschaft von zwangskranken Kindern gegenüber ihren Familienangehörigen (Knölker, 1987; Hand, 1995). Um eine Deeskalation zu erzielen, ordne sich die Familie dem Zwangspatienten unter, wodurch die Zwangsstörung aufrecht erhalten werde.

Angehörige brauchen professionelle Unterstützung

Roos (2004) untersuchte retrospektiv 370 Zwangspatienten anhand demografischer Daten. Das Alter der Patienten lag zwischen 18 und 75 Jahren, der Erkrankungsbeginn zwischen 5 und 65 Jahren. Aussagen der Patienten über familienbiografische Aspekte, über die Beurteilung ihrer Kindheit und über Entwicklungsauffälligkeiten wurden inhaltsanalytisch untersucht. Dabei konnte bei den Eltern von Zwangspatienten keine vermehrte Häufung zwanghafter Persönlichkeitsmerkmale gefunden werden. Die Persönlichkeit der Väter wurde häufig als leistungsorientiert und aggressiv, die der Mütter überwiegend als liebevoll und unterwürfig beschrieben. Sowohl die frühere als auch die aktuelle Einstellung der Eltern gegenüber dem Zwangspatienten wurde aus der Sicht der Patienten als eher positiv eingeschätzt. Fast die Hälfte der Patienten gab an, sich von ihren Eltern in der Kindheit geliebt und akzeptiert gefühlt zu haben. Der Autor gibt zu bedenken, dass bei den untersuchten Beschreibungen der Familienatmosphäre und der Elternpersönlichkeit Fremdeinschätzungen fehlten.

Andere Untersuchungen finden bei bis zu 25 % der Eltern von Zwangspatienten Zwangsstörungen und eine noch größere Anzahl der Eltern zeige zwanghaftes Verhalten und zwanghafte Persönlichkeitszüge (Steketee & Pruyn, 1998). Auch andere psychiatrische Auffälligkeiten der Eltern können den Behandlungsverlauf des Zwangskranken negativ beeinflussen. Umgekehrt kann die intensive Beschäftigung mit der Zwangserkrankung eines Angehörigen die Familie in die soziale Isolation führen (Steketee et al., 1998). Als Folge können sich auch bei den Angehörigen psychische Beschwerden einstellen, die zur Aufrechterhaltung der Zwangsstörung beitragen. Diese Ergebnisse machen deutlich, wie wichtig es sein kann, sich zu Beginn einer Therapie ein Bild von der ganzen Familie zu machen.

Psychische Störungen von Patient und Angehörigen beeinflussen sich gegenseitig negativ

Aus klinischer Sicht sind in Familien von Zwangspatienten zwei biografische Entwicklungen häufig zu beobachten:

- Es findet sich in Kindheit und Jugend eine wenig einfühlsame, manchmal sogar traumatisierende Umgangsweise (siehe Kapitel 5.4). Das Kind reagiert aus Angst vor Strafe mit der Unterdrückung von Aggressionen und kanalisiert die Anspannung in die Zwangsstörung. Gleichzeitig können die Zwänge auch der Abgrenzung dienen, die ansonsten von der Familie nicht akzeptiert wird (siehe Kapitel 5.2). Im Zwangssystem erscheint das Leben für den Betroffenen kontrollierbar, die Rituale vermitteln ihm Sicherheit.
- Eine zweite, klinisch häufig anzutreffende Konstellation ist das überbehütende Elternhaus, das vom Kind keine altersentsprechende Selbstständigkeitsentwicklung fordert. Wird der Adoleszente vor Anforderungen gestellt, denen er sich nicht gewachsen fühlt, kommt es bei entsprechender Disposition zur Ausbildung einer Zwangsstörung. Durch das vertraute und stützende Umfeld kompensierte Defizite machen sich in Schwellensituationen (Beginn einer Ausbildung, Auszug aus dem Eltern-

Im Zwangssystem erscheint das Leben für den Betroffenen kontrollierbar

Durch die Ausbildung einer Zwangsstörung werden altersentsprechende Reifungsschritte blockiert

haus etc.) bemerkbar. Die Defizite können sowohl in lebenspraktischen Fähigkeiten (Haushaltsführung, Umgang mit Finanzen), als auch in der sozialen Kompetenz (Herstellen neuer sozialer Kontakte, Umgang mit Konflikten) liegen. Durch die Ausbildung einer Zwangsstörung werden altersentsprechende Reifungsschritte blockiert.

Zwangspatienten sind oft sehr gewissenhafte Menschen, die das Risiko scheuen. Wenn sie etwas tun, möchten sie sich hundertprozentig sicher sein und keine Fehler machen. Sie überbewerten die möglichen negativen Konsequenzen von Fehlern. Das übersteigerte Verantwortungsgefühl kann seine Wurzeln in der Kindheit haben. Wenn das Kind seine Eltern als überfordert erlebt, wird es versuchen, sie zu stützen und zu entlasten. Es wird sich angepasst verhalten und eigene Bedürfnisse zurückstellen. Dieses Muster wird sich im Erwachsenenalter fortsetzen. Zwangspatienten arbeiten in ihrem Beruf in der Regel gewissenhaft und zuverlässig. In zwischenmenschlichen Beziehungen haben sie Schwierigkeiten sich abzugrenzen. Bei Konflikten suchen sie die Fehler zuerst bei sich (siehe Kapitel 5.1).

Psychische Erkrankungen können dem Schutz des Selbstwertgefühls dienen

Viele Zwangspatienten haben im Laufe ihrer Entwicklung nicht ausreichend Selbstwertgefühl und Selbstsicherheit aufgebaut, um sich ein selbstbestimmtes Leben zuzutrauen. Bedenkt man die zentrale Rolle des Selbstwertgefühls in unserem gesamten psychischen System (Grawe, 2004), so könnte man sich fragen, ob nicht zumindest die Aufrechterhaltung der Zwangsstörung eine gewisse Funktion als Selbstwertschutz hat. Baumeister (1991) diskutiert psychische Beeinträchtigungen als Self-Handicapping-Strategien, d. h. als Zustände (z. B. „Krankheiten"), für die ein Individuum nicht notwendigerweise Verantwortung trägt, die es aber vor Aufgaben und Bewährungsproben schützt, an denen es scheitern könnte. In gewisser Weise ist das Leben als Ganzes eine solche selbstwertrelevante Bewährungsprobe. Therapeutisch würde das bedeuten, selbstwertförderliche Aktivitäten zu ermöglichen und ressourcenorientiert vorzugehen, so dass die Persönlichkeit gestärkt wird und der Zwang seine eventuelle selbstwertprotektive Funktion verliert (Schiepek & Cremers, 2003). Danach kann man auf Symptome leichter verzichten. Vielleicht kann man in Zukunft ja nicht nur die Symptomreduktion, sondern auch einen Zugewinn an Selbstvertrauen und Selbstwertgefühl mit neurobiologischen Methoden messen (Grawe, 2004).

Zwangspatienten haben wenig Erfahrungen im adäquaten Umgang mit Konflikten

Zwangspatienten haben wenig Erfahrung im adäquatem Umgang mit Konflikten. Aggressionen (auch die eigenen) stellen für sie etwas Destruktives und damit Bedrohliches dar. In Konfliktsituationen erleben sie Ohnmacht und Angst. Bei dem Gedanken, sich offen aggressiv zu verhalten, befürchten sie Ablehnung und Ausgrenzung. Konflikte mit wichtigen Bezugspersonen werden nicht offen ausgetragen oder erscheinen unlösbar. Statt die relevanten Problembereiche anzusprechen, richtet sich die familiäre Aufmerksamkeit auf die Zwangsstörung, wodurch die Konfliktspannung kurzfristig reduziert wird.

Die meisten Zwangspatienten erwarten von den Angehörigen, dass sie sich ihrem Zwangssystem unterwerfen. Häufig stehen die Angehörigen der Zwangssymptomatik hilflos gegenüber, besonders wenn der Patient vehement eine Unterordnung einfordert. Daraus entwickelt sich ein Teufelskreis: Der Zwangspatient braucht die Unterstützung und Rückversicherung, um seine Ängste zu reduzieren. Die Angehörigen versuchen zu helfen, indem sie dem Betroffenen Verantwortung abnehmen, unterstützen dadurch aber sein Vermeidungsverhalten. Unabhängig von den zugrunde liegenden Konflikten werden die Angehörigen immer mehr in die Zwangsstörung eingebunden, was wiederum neue Konflikte erzeugt und die Aufrechterhaltung der Zwangsstörung begünstigt.

Die meisten Zwangspatienten erwarten von den Angehörigen, dass sie sich ihrem Zwangssystem unterwerfen

Es kommt aber auch vor, dass Angehörige auf die Zwangsstörung feindselig und restriktiv reagieren. Sie unterstützen den Patienten nicht bei seinen Ritualen, sondern versuchen diese zu unterbinden. Dadurch erreichen sie meist das Gegenteil – eine Zunahme oder eine Verlagerung der Zwangssymptomatik.

Die Identifikation und Aufarbeitung zugrunde liegender Konflikte ist neben der Symptomkonfrontation ein zentrales Thema in der Psychotherapie der Zwangsstörung. Dabei stellt sich die Frage, wodurch Individuen an der Befriedigung wichtiger emotionaler Bedürfnisse und an der Erreichung wertvoller Ziele gehindert werden, oder – noch treffender ausgedrückt – sich selbst hindern. Grawe (2004) fasst diese Versuche eines Sich-Herantastens an die inneren und äußeren Selbstkollisionen unter dem Begriff der Kohärenzdiagnostik zusammen: Wodurch verhindern es Menschen und Lebensgemeinschaften, ihre ersehnten Lebensentwürfe zu realisieren und ihre Bedürfnisse zu befriedigen?

Zusammenfassung

Der Einfluss der Familie auf die Entstehung der Zwangsstörung wird in der Literatur kontrovers diskutiert. Manche Autoren sehen in einem unempathischen Erziehungsstil, einem von Angst geprägten familiären Klima und zu früher Verantwortungsübernahme mögliche Auslöser für Zwangsstörungen. Andere Autoren betonen die Notwendigkeit, Eltern und Partner von Schuldgefühlen zu entlasten. Klinisch lässt sich häufig entweder ein unempathischer oder ein überprotektiver Erziehungsstil beobachten. Die Patienten sind oft perfektionistisch und risikoscheu. Viele haben Schwierigkeiten, angemessen mit Konflikten umzugehen und für ihre Bedürfnisse zu sorgen. Diese Persönlichkeitsvariablen sind aber nicht spezifisch für Zwangspatienten. Man kann die Zwangsstörung auch als individuellen Bewältigungsversuch bei subjektiv nicht lösbaren Konfliktkonstellationen verstehen. Weitgehende Einigkeit besteht in der Literatur über die starke Einbindung der Angehörigen in die Zwangssymptomatik und die Notwendigkeit, den Angehörigen diesbe-

Der Einfluss der Familie auf die Entstehung der Zwangsstörung wird in der Literatur kontrovers diskutiert

züglich konkrete Hilfestellungen zu geben. Denn unabhängig von den Auslösern können Angehörige durch ihr Verhalten zur Aufrechterhaltung der Zwangsstörung beitragen.

1.3 Psychologische Modelle

Unter lerntheoretischen Gesichtspunkten lassen sich Zwänge als konditioniertes Vermeidungsverhalten verstehen, das über eine Angstreduktion aufrechterhalten wird (Lakatos, 1997). Der Betroffene macht die Erfahrung, dass die Vermeidung aversiver Situationen und Gedanken seine Angst reduziert, weshalb er alles vermeidet, was er mit dem aversiven Stimulus assoziiert. Bei Zwangsstörungen gibt es aber im Gegensatz zu Angststörungen neben der Vermeidung noch eine weitere effektive Strategie zur Angstreduktion: Die Zwangshandlung.

Behaviorale Theorien

Nach dem Zwei-Faktoren-Modell von Mowrer (1947) wird in einem ersten Schritt durch klassische Konditionierung ein neutraler Reiz (z. B. ein Geräusch beim Autofahren) durch die Assoziation mit belastenden Erfahrungen (z. B. Wut auf den Partner auf dem Hintergrund eines ungelösten Paarkonfliktes) zu einem konditioniertem Reiz, der eine Angstreaktion auslöst (die Angst, beim Autofahren jemanden ungewollt zu überfahren). Im zweiten Schritt wird durch Vermeidungsverhalten (nicht mehr Autofahren) bzw. durch Zwangshandlungen (die Strecke wieder zurückfahren und nachsehen, ob jemand auf der Straße liegt) die Angstreaktion kurzfristig reduziert. Das Vermeidungsverhalten und die Zwangshandlungen werden also belohnt, indem der Zwangspatient weniger Angst und Anspannung empfindet.

Vermeidungsverhalten und Zwangshandlungen werden belohnt, indem der Zwangspatient weniger Angst und Anspannung empfindet

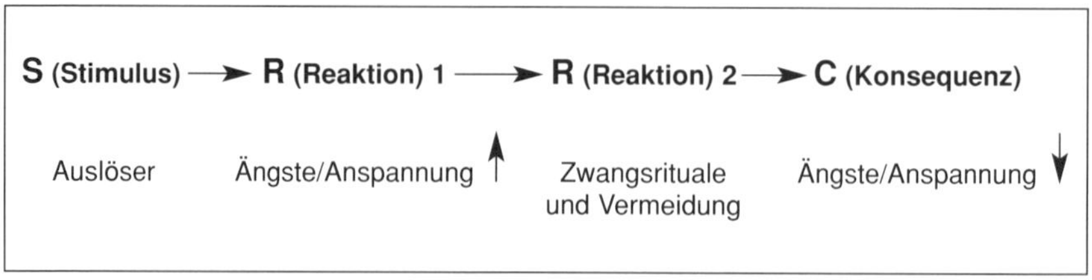

Abbildung 1:
2-Faktoren-Modell von Mowrer (1947)

Dieser Vorgang wird lerntheoretisch auch als operante Konditionierung (negative Verstärkung) bezeichnet (Niedermeier & Bossert-Zaudig, 1998). Die kurzfristige Angstreduktion führt dazu, dass die Zwangshandlungen und das Vermeidungsverhalten automatisieren und Zwänge mit der Zeit auch durch andere Reize ausgelöst werden können.

Die kurzfristige Angstreduktion führt dazu, dass die Zwangshandlungen und das Vermeidungsverhalten automatisieren

Beispiel

Eine Zwangspatientin, die anfänglich nur beim Autofahren die Angst hatte, sie könnte andere schädigen, vermied es nach einiger Zeit, alleine an Straßen, Brücken oder Gewässern entlang zu gehen, weil sie nicht darauf vertrauen konnte, niemanden geschädigt zu haben. Sobald sie ein „auffälliges" Geräusch oder einen Schatten sah, musste sie sich umdrehen bzw. zurückgehen, um nachzukontrollieren.

Das Modell von Mowrer eignet sich gut dazu, Betroffenen und Angehörigen die Aufrechterhaltung von Zwangshandlungen zu erklären. Kritisch anzumerken ist jedoch, dass klassische Konditionierung bei Zwangsstörungen wissenschaftlich nicht überprüft ist. Außerdem finden sich bei den meisten Zwangspatienten keine traumatischen Erlebnisse im Sinne von klassischen Konditionierungserfahrungen (Niedermeier & Bossert-Zaudig, 1998). Auch können Zwangsgedanken durch dieses Modell nicht ausreichend erklärt werden. Behaviorale Modelle erklären nur sehr bedingt die Ätiologie und den Verlauf von Zwängen. Das Zwei-Faktoren-Modell von Mowrer beispielsweise erklärt allenfalls, dass und wie Zwänge aufrechterhalten werden. Vermutlich gibt es ein biologisch-evolutionäres Prinzip, nach dem sich bestimmte Stimuli eher als Auslöser für Angstreaktionen eignen als andere. Seligmann und Johnston (1975) zählen hierzu die Angst vor Verschmutzung, sexuelle und religiöse Tabus, sowie das Einhalten von Regeln. Je nach kulturellem Hintergrund scheint das Verstoßen gegen diese Regeln mehr oder weniger Angst zu erzeugen. Das Expositionstraining, eine rein behaviorale Methode, funktioniert nicht bei allen Patienten und hat seine Grenzen vor allem bei primär gedanklichen Zwängen.

Behaviorale Modelle erklären nur sehr bedingt die Ätiologie und den Verlauf der Zwänge

Kognitive Modelle

Kognitive Erklärungsmodelle gehen davon aus, dass die meisten Menschen Gedanken, Vorstellungen oder Impulse haben, die ihrem Inhalt nach den Zwangsgedanken entsprechen (Rachmann & de Silva, 1978; Clark, 2004). Sie betonen vor allem die kognitiven Vorgänge des primären und sekundären Appraisals, d. h. Beurteilungen von inneren und äußeren Ereignissen, welche die eigene Verantwortung für die Folgen dieser Ereignisse

Bei Zwangspatienten findet eine Fehlbewertung der intrusiven Gedanken statt

in den Mittelpunkt stellen. Man könnte auch sagen, bei Zwangspatienten findet eine Fehlbewertung der intrusiven Gedanken statt. Vor allem das Modell von Salkovskis und McGuire (z. B. 2003; Salkovskis & Wahl, 2004) stellt diese Überschätzung und Fehlinterpretation der eigenen Verantwortung in den Mittelpunkt. Die Konsequenzen sind dann Rituale aller Art, Versuche der Neutralisierung und des Ungeschehenmachens, sowie Kontrollstrategien auf mentaler oder motorischer Ebene.

Zwangspatienten erleben Zwangsbefürchtungen als bedrohlich, da für sie alleine schon das Denken die Möglichkeit beinhaltet, dass ihre Gedanken Realität werden

Rachman (z. B. 2003) fokussiert auf die katastrophisierenden Fehlinterpretationen, mit denen Zwangspatienten ihren Gedanken oder Ereignissen überwertige Bedeutung zuschreiben. Diese Missinterpretationen führen zu obsessiven Gedanken und verstärken diese, was wiederum Ängste auslöst. Zwangspatienten erleben Zwangsbefürchtungen als bedrohlich, da für sie alleine schon das Denken die Möglichkeit beinhaltet, dass ihre Gedanken Realität werden. Rachmann (1993) beschreibt dieses Phänomen als thought-action-fusion (Gedanken-Handlungs-Konfusion). So neigen Zwangspatienten dazu, sich für Gedanken oder Impulse schuldig zu fühlen, als hätten sie diese bereits in die Tat umgesetzt. Sie können ihrer Wahrnehmung nicht trauen und sind verunsichert, was sie nur gedacht und was sie bereits getan haben.

Zwangspatienten versuchen, ängstigende Gedanken zu vermeiden, was zur Folge hat, dass sich die Zwangsgedanken immer wieder in das Bewusstsein drängen

Kognitive Kontrolltheorien postulieren, dass Zwänge dadurch aufrechterhalten werden, dass die betreffenden Personen ihre Kontrollversuche gegenüber zwanghaftem Denken und Handeln zu intensiv und ausdauernd ausführen und dadurch eine zu starke Fokussierung auf diese erfolgt. Zwangspatienten versuchen, ängstigende Gedanken zu vermeiden, was zur Folge hat, dass sich die Zwangsgedanken immer wieder in das Bewusstsein drängen (Rebound-Effekt). Kognitiv-experimentelle Studien haben gezeigt, dass Patienten mit Zwangsstörungen – im Vergleich zu Kontrollpersonen – zwangsrelevanten, bedrohlichen Stimuli mehr Aufmerksamkeit schenken als neutralen oder positiven Stimuli (Foa et al., 1993).

Beispiel

Ein Zwangspatient hatte die Zwangsbefürchtung, er könnte homosexuelle Vorstellungen erregend finden. Er musste immer wieder an prominente Homosexuelle, aber auch an homosexuelle Straftäter denken. Er selber hatte keine homosexuellen Neigungen, hatte sich vor einigen Monaten von seiner Freundin getrennt und sehnte sich nach einer neuen haltgebenden heterosexuellen Paarbeziehung. Die Zwangsgedanken erlebte er als quälend. Je mehr er versuchte, nicht an die Zwangsgedanken zu denken, desto penetranter und bedrohlicher erlebte er sie.

Da Zwangspatienten ihren Zwangsgedanken nicht entkommen können, versuchen sie, die erlebte Bedrohung zu reduzieren, indem sie offene oder verdeckte Zwangshandlungen durchführen. Offene Zwangshandlungen sind beobachtbar: Der Patient holt sich z. B. Rückversicherungen bei Bezugspersonen ein, dass seine Befürchtungen nicht eintreten werden. Oder es werden nach einem Zwangsgedanken Gegenrituale ausgeführt, um die ängstigenden Gedanken zu neutralisieren (der im Fallbeispiel beschriebene Patient musste zu der Stelle zurückgehen, an der der homosexuelle Zwangsgedanke aufgetreten war und die Handlung wiederholen, um den Zwangsgedanken zu neutralisieren).

Zwangspatienten führen offene oder verdeckte Zwangshandlungen durch

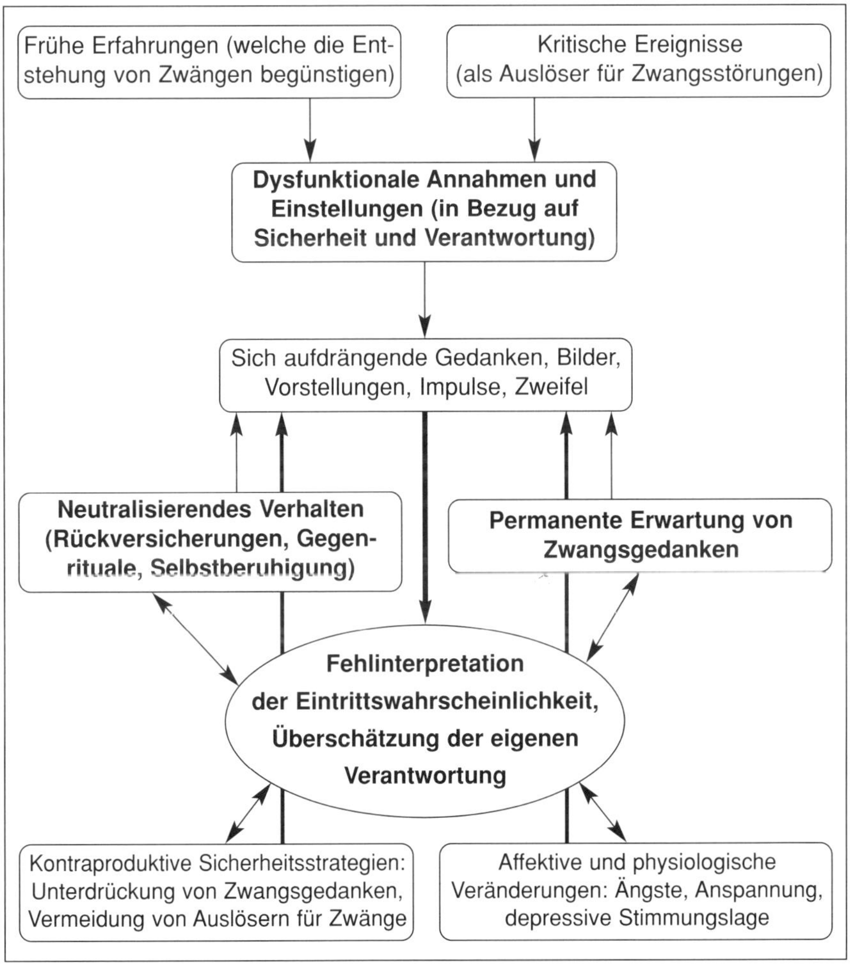

Abbildung 2:
Kognitives Modell nach Salkovskis und McGuire (2003, S. 62)

Verdeckte Zwangshandlungen dagegen laufen in Gedanken ab. So könnte ein Zwangspatient z. B. nach dem ängstigenden Zwangsgedanken „Meine Familie kommt bei einem Autounfall um" den positiven Gegengedanken entwickeln, „Meine Familie hat mich noch nie im Stich gelassen". Häufig muss der positive Gegengedanke mehrfach gedacht werden, um den Zwangsgedanken in seiner Wirkung zu neutralisieren.

Ungünstige biografische Erfahrungen in Verbindung mit kritischen Auslösern (Verluste, Kränkungen, Reifungsschritte etc.) aktivieren zwangstypische Annahmen und Einstellungen: „Sicherheit geht vor", „An etwas zu denken kommt einer Handlung gleich", „Ein Unglück nicht zu verhindern ist so, als hätte man es verursacht", „Man muss seine Gedanken unter Kontrolle haben", „Einen schlimmen Gedanken nicht zu neutralisieren ist gleichbedeutend mit dem Wunsch, dass er wahr wird".

Zwangspatienten schätzen die eigene Verantwortung zu hoch ein

Auf dem Hintergrund dieser Einstellungen drängen sich intrusive Gedanken und Bilder auf, welche den meisten Menschen bekannt sind („Ich könnte mich blamieren", „Ich würde sie/ihn am liebsten erwürgen", „Was wäre, wenn ich die Kontrolle über mein Auto verliere" etc.). Im Gegensatz zur Normalbevölkerung werden solche Gedanken von Zwangspatienten fehlinterpretiert: Sie schätzen sowohl die Wahrscheinlichkeit des Auftretens, wie auch die eigene Verantwortung für das Ereignis zu hoch ein. Daraus resultieren diverse übertriebene Sicherheitsstrategien: Neutralisierendes Verhalten, gesteigerte Aufmerksamkeit gegenüber möglichen Gefahrenquellen, Unterdrückung von Zwangsbefürchtungen, Vermeidungsverhalten und Rückversicherungen. Außerdem wirkt sich die Fehlinterpretation ungünstig auf die Stimmung und das körperliche Befinden aus. All diese Bereiche interagieren miteinander und steigern die Auftretenswahrscheinlichkeit von Intrusionen. Dies führt zur Aufrechterhaltung der Zwangsstörung.

Das Sicherheitsmodell

Das Sicherheitsmodell von Röper (2001) bezieht sich auf Kegans Entwicklungsmodell (1986). Dieses postuliert sechs Entwicklungsstufen mit dazwischen liegenden Umbruchsphasen. Diese Umbruchsphasen können die Gefahr einer psychopathologischen Entwicklung beinhalten, wenn die Entwicklungsherausforderung für das Individuum zu groß wird. Das Umfeld des Individuums hat bei den Entwicklungsstufen eine entscheidende Bedeutung, indem es im Idealfall Rückhalt und Unterstützung gewährt, gleichzeitig aber auch altersentsprechend die Autonomie fördert.

Röper postuliert ein klinisch-entwicklungspsychologisches Ätiologiemodell. Die zentrale Annahme dieses sog. Sicherheitsmodells ist, dass Zwangs-

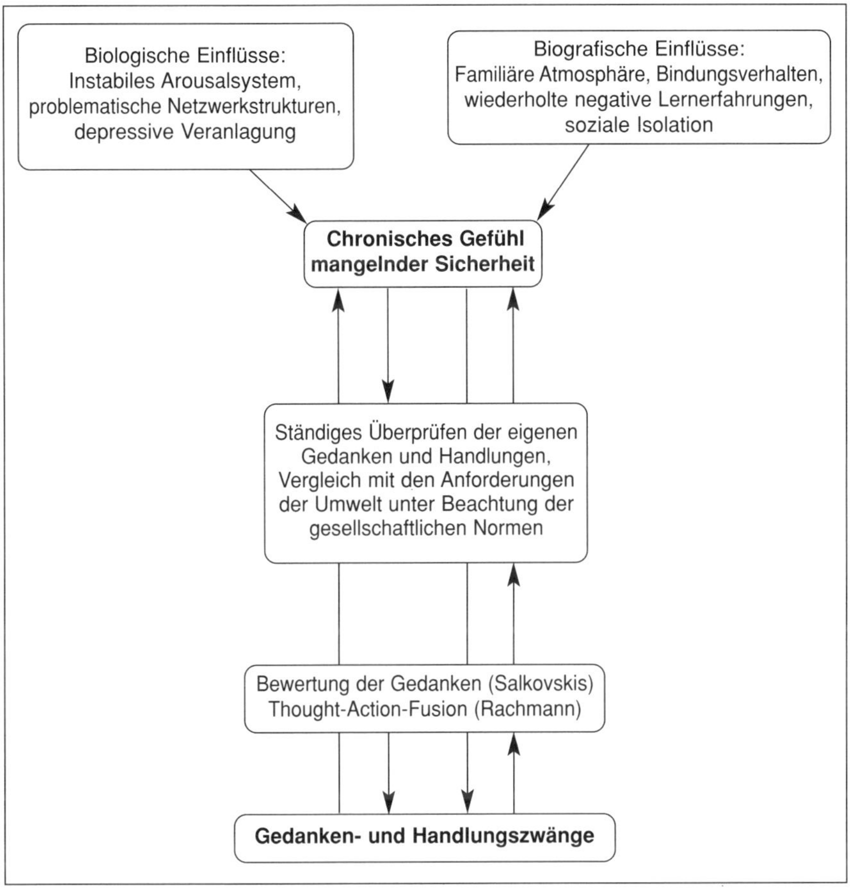

Abbildung 3:
Das Sicherheitsmodell der Zwangsstörung (modifiziert nach Röper 2001, S. 298)

patienten unter einem chronischen Gefühl von Unsicherheit leiden. Es wird von einem konstitutionell erhöhten Erregungsniveau ausgegangen, das schnelle und überdauernde Konditionierungsprozesse triggert. Zusätzlich würden negative Erfahrungen im Laufe der Entwicklung zu starren Überzeugungen und zu einem chronischen Gefühl mangelnder Sicherheit führen. Solche Kinder würden von ihren Eltern zwar zuverlässig versorgt, aber zu wenig in ihren Eigenheiten gefördert und bestätigt.

Laut Röper bewirken biologische und biographische Einflüsse ein Gefühl chronischer Unsicherheit. Daraus resultiert die ständige Suche nach Sicherheit in Form von Selbstbeobachtungen und Vergleichen mit den Anforderungen der Umwelt. Fehlbewertungen im Sinne von Salkovskis und Rachmann begünstigen die Entstehung einer Zwangsstörung. Die einzelnen Teilschritte dieses Modells bilden durch positive Feedbackschleifen einen Teufelskreis und führen letztlich zu einer Aufrechterhaltung des chronischen Gefühls von Unsicherheit.

Zusammenfassung

Gängige psychologische Modelle zur Erklärung der Zwangsstörung sind das Zwei-Faktoren-Modell (Mowrer, 1947) und das kognitive Modell (Salkovskis & McGuire, 2003). Das Zwei-Faktoren-Modell bietet eine plausible Erklärung, warum Zwangshandlungen und Vermeidungsverhalten kurzfristig zur Angstreduktion und langfristig zur Aufrechterhaltung einer Zwangsstörung führen. Mit dem kognitiven Modell kann die Aufrechterhaltung von Zwangsbefürchtungen und einschießenden Zwangsgedanken gut erklärt werden, da dieses Modell im Kern eine Fehlinterpretation postuliert. Somit bieten sich die beiden leicht verständlichen Modelle auch zur Vermittlung plausibler Erklärungsmodelle im Rahmen der Psychoedukation von Patienten und Angehörigen an. Einschränkend ist jedoch anzumerken, dass bisher kein psychologisches Modell die Entstehung und Aufrechterhaltung sämtlicher Formen von Zwangsstörungen erklärt und auch kein wissenschaftlicher Nachweis für eine umfassende Gültigkeit erbracht werden konnte. Insofern stellen diese Modelle nur Erklärungsversuche dar und müssen in der Therapie durch idiographische Bedingungsmodelle (Systemmodelle, siehe unten, Kap. 4.5) ergänzt werden, welche die Funktion von Zwangsstörungen im individuellen Lebenskontext der Patienten berücksichtigen.

1.4 Das zwanghafte Suchen nach Symptomen in unserem Gesundheitssystem

Wenn ein Patient die Arztpraxis oder das Krankenhaus aufsucht, ist es üblich, dass der Arzt ihn nach seinen Symptomen befragt. Der Arzt überlegt, was dem Patienten fehlen könnte, ihm Kummer bereitet, ihn körperlich und seelisch beeinträchtigt. Kann er keine organischen Ursachen finden, dann muss die Ursache psychisch oder psychosomatisch sein. Für jede Normabweichung gibt es in den Diagnosemanualen eine Bezeichnung mit entsprechender Kodierung. Der Arzt muss nur ausreichend lange suchen, dann findet er schon eine Kodierung, mit der er die Normabweichung oder das „Defizit" seines Patienten beschreiben kann.

Dieser Umgang mit Krankheit und Beeinträchtigung impliziert verschiedene Annahmen:

- Jeder Mensch, der nicht vollständig gesund ist (der sich nicht wohl fühlt und funktioniert), muss krank (defizitär) sein.
- Für jeden, der ärztliche Hilfe aufsucht, muss eine Diagnose gefunden werden.
- Krankheit besteht aus einer Ansammlung von objektivierbaren Symptomen.
- Wenn eine Diagnose gestellt werden kann, dann besteht ein Behandlungsauftrag.

Das Gesundheitssystem ist defizitorientiert und ignoriert die Ressourcen des Patienten

Der Arzt/Therapeut entscheidet, wer krank und wer gesund ist und welches die richtige Therapie ist. Für viele (vor allem körperliche) Erkrankungen hat sich diese Vorgehensweise bewährt. Für psychische „Störungsbilder" erweist sie sich allzu oft als insuffizient:
- Sie ist defizitorientiert und ignoriert die Resourcen des Patienten.
- Sie nimmt den Patienten und sein Umfeld zu wenig in die (Mit-)Verantwortung für den Gesundungsprozess.
- Sie suggeriert eine Omnipotenz des Behandlers.
- Sie fokussiert zu sehr auf den einzelnen Patienten und vergisst dabei den psychosozialen und gesellschaftlichen Kontext.

Im klinischen Alltag erlebt man eine nahezu zwanghafte Suche nach Diagnosen, deren Erstellung erst die Indikation für eine Therapie und damit die Kostenübernahme durch die Krankenkassen rechtfertigt. Neben der Diagnose spielen bei der psychotherapeutischen Behandlung aber noch folgende Fragen eine entscheidende Rolle:

Wer wollte die Behandlung des Patienten?

- War es das Anliegen des Patienten, sich in Therapie zu begeben?
- Welche Mühen ist er bereit, für einen Veränderungsprozess in Kauf zu nehmen?
- Möchte der Patient überhaupt die Therapie, die für ihn vorgesehen ist?
- Welche Konsequenzen hat eine Therapie für den Patienten und für sein Umfeld?
- Wie wird das Umfeld auf eine Veränderung des Patienten reagieren?

Bei psychischen Beschwerden ist es zu Beginn einer Behandlung oft unklar, auf wessen Initiative der Patient ausgerechnet jetzt in ausgerechnet diese Einrichtung kommt. War die stationäre Einweisung das Anliegen des Einweisers, der aufgrund der „Chronizität" nicht mehr weiter gekommen ist? Ist die Einweisung auf Drängen der Angehörigen erfolgt, die das „kranke" Familienmitglied nicht mehr ertragen? Oder war es vielleicht der Wunsch des Patienten, sein Umfeld zu verlassen und sich in eine Klinik zu begeben?

Wer kann beurteilen wie „krank" der Patient wirklich ist?

Sobald der Patient in einem Akutkrankenhaus aufgenommen wird, ist es gesetzlich vorgeschrieben (vgl. § 301, Sozialgesetzbuch V) innerhalb von 24 Stunden zu prüfen, ob eine Indikation zur stationären Therapie besteht. Der aufnehmende Arzt/Therapeut muss entscheiden, ob der Patient nicht auch in einer Reha-Klinik oder ambulant behandelt werden könnte. Wie soll der Therapeut in so kurzer Zeit „objektiv" entscheiden, ob der Patient nur im Kliniksetting so krank (oder so gesund) wirkt, ob seine subjektive Schilderung der Beschwerden übertrieben, verharmlosend oder „wahr" ist? Wer den Verlauf von psychischen Erkrankungen kennt, der weiß, dass der psychopathologische Querschnitt sehr trügerisch sein kann. Erst der Verlauf, also der Längsschnitt, lässt eine zuverlässigere Einschätzung zu.

Schweitzer-Rothers und Ochs (2003) propagieren eine systemisch-konstruktivistische Diagnostik. Dieser Ansatz hält eine problemzentrierte Diagnostik für kontraproduktiv, weil eine Suche nach Problemen in sozialen Diskursen eben diese Probleme immer wieder bestätigt und somit verfestigt. Statt dessen fordern die Autoren eine „Diagnostik der Möglichkeiten", indem sie nach Lösungen suchen. De Shazer (1989), der Begründer der lösungsorientierten Kurzzeittherapie, postulierte: „Problem talk creates problems, solution talk creates solutions."

Der erfahrene Kliniker weiß, dass es einen großen Unterschied macht, ob man den Patienten im Einzelgespräch, in der Gruppentherapie, im Nachtdienst oder im Paar- bzw. Familiengespräch erlebt. Nicht selten entpuppt sich ein kontaktgehemmter und scheinbar hilfloser Patient als Familientyrann. Zur Diagnosestellung ist es deswegen außerordentlich hilfreich, den Patienten zu Beginn der Therapie innerhalb seines sozialen Bezugssystems kennen zu lernen, um Informationen über die verschiedenen kontextabhängigen Teilidentitäten zu gewinnen. Manchmal fragt man sich nach einem Paar- oder Familiengespräch, wer eigentlich der Patient ist, denn kritische Merkmale von Systemen lernt man in der Krise kennen, wenn das System unter innerem oder äußerem Veränderungsdruck steht. Diese Art der Diagnostik beinhaltet die Chance, veränderungsrelevante Ansatzpunkte zu identifizieren.

Zwangspatienten und ihre Angehörigen sprechen viel über die Zwangssymptomatik. Dadurch wird das offene Ansprechen von Beziehungskonflikten oder Tabuthemen vermieden. Doch wird im Verlauf einer „erfolgreichen" Therapie schnell deutlich, dass Veränderung nicht nur eine Veränderung für den Patienten bedeutet. Dies merken Angehörige, wenn der Patient nach mehreren Wochen stationärer Psychotherapie nach Hause kommt. Er ist nicht mehr „der Alte". Er ist „schwierig" geworden, achtet auf seine Grenzen und es wird mehr gestritten. Dies ist nicht verwunderlich. Er hat sich viele Wochen mit sich, seiner Vergangenheit und seinen Bedürfnissen beschäftigt, während die Angehörigen ihrem Alltag nachgingen. Dies erklärt die Vorbehalte von Angehörigen gegenüber einer Psychotherapie. Sie können nicht kontrollieren, was in den psychotherapeutischen Sitzungen geschieht und haben Angst vor den Auswirkungen. Dieser Angst und dem Misstrauen kann der Therapeut begegnen, indem er die Angehörigen in die Therapie einbindet. Durch ein transparentes Vorgehen ermöglicht er die Mitverantwortung aller für den Veränderungsprozess. Der The-

Transparenz in der Psychotherapie unterstützt die Mitverantwortung aller Beteiligten für den Veränderungsprozess

rapeut versteht sich bei diesem Therapieansatz nicht als Heiler, sondern als professioneller Berater und Gesprächsmoderator. Dabei respektiert er das Recht der Beteiligten, sich immer wieder für, aber auch gegen Veränderungen zu entscheiden.

Zusammenfassung

Unser gesellschaftliches Verständnis von Gesundheit hat zur Folge, dass professionelle Helfer nach Symptomen und Defiziten suchen, um diese zu beseitigen. Dabei richtet sich der Fokus auf den Patienten (Symptomträger) – sein psychosoziales Umfeld wird nur begrenzt in die Therapie einbezogen. Da therapeutisch initiierte Veränderungen zu weitreichenden psychosozialen Konsequenzen (z. B. Trennung einer Beziehung, Aufgabe eines Arbeitsplatzes) führen können, erscheint die Einbindung von relevanten Bezugspersonen in den meisten Fällen sinnvoll. So können Ängste und Vorurteile thematisiert und abgebaut werden. Zwangspatienten und ihre Angehörigen sind durch die Symptomatik stark belastet. Daher besteht häufig die Erwartung an die Therapeuten, die Symptomatik zu beseitigen, ansonsten aber alles beim Alten zu belassen (in Analogie zur somatischen Medizin). Diese Erwartungen sollten zu Beginn einer Psychotherapie korrigiert werden. Der Therapeut ist nach unserem Verständnis kein Heiler im medizinischen Sinne, sondern ein professioneller Berater, der Veränderungsprozesse begleitet, Wissen vermittelt und Gespräche moderiert.

1.5 Die Auswirkung von Zwangsstörungen auf Paar- und Familiensysteme

Die meisten Untersuchungen in der Literatur gehen davon aus, dass die Folgen der Zwangserkrankung eine erhebliche Belastung für den Patienten und seine Familie darstellen. Dies liegt u. a. daran, dass sich die Angehörigen aus Schuldgefühlen heraus oder im Sinne einer Konfliktvermeidung in die Zwangssymptomatik einbinden lassen (Calvocoressi et al., 1999). In der Hoffnung, die Symptomatik zu reduzieren, geben sie Rückversicherungen, beteiligen sich an den Zwangsritualen und lassen sich vom Patienten Verhaltensregeln aufzwingen. Calvocoressi et al. (1995) befragten 34 Zwangspatienten und ihre Angehörigen, und fanden in 88 % der Fälle eine Anpassung der Angehörigen an die Zwangssymptomatik des Patienten. Die Autoren fordern, dass Kliniker sich Gedanken machen sollten, wie sie betroffene Familien im Umgang mit der Zwangssymptomatik unterstützen können.

Angehörige sind verunsichert, wie sie mit der Zwangssymptomatik umgehen sollen

In einer Untersuchung von Trosbach et al. (2003) berichteten fast alle Angehörigen von ihrer Unsicherheit im Umgang mit der Zwangssymptomatik des Patienten. Die Autoren fanden aber auch, dass sich Partner im Vergleich zu Eltern durch die Zwangserkrankung weniger belastet fühlen. Partner würden dem Zwangskranken eher seine Eigenverantwortung zugestehen und mehr die gesunden Anteile des Betroffenen sehen. Manche könnten in der Erkrankung auch eine Chance zur Reifung der Paarbeziehung erkennen.

Emotionales Überengagement der Eltern wirkt sich ungünstig auf den Verlauf aus

Die meisten Eltern von zwangskranken Kindern haben Schuldgefühle. Sie nehmen laut Trosbach et al. (2003) hauptsächlich die Belastungen durch die Zwangsstörung und ihren geringen Einfluss auf die Zwangsstörung wahr. Sie befürchten, in der Erziehung ihres Kindes Fehler gemacht zu haben und sehen es als ihre Aufgabe an, Fortschritte im Behandlungsverlauf herbeizuführen. Da sie Zweifel hinsichtlich der Selbstständigkeit ihres psychisch kranken Kindes haben, fällt es ihnen schwer, dem Kind die altersgemäße Verantwortung zuzumuten. Entsprechend dem „Expressed Emotions-Konzept" (Hibbs et al., 1991) neigen sie dazu, überinvolviert zu sein. Das Expressed Emotions-Konzept kommt aus der Schizophrenieforschung und beschreibt ein Familienklima, das geprägt ist durch Feindseligkeit, Kritik und emotionales Überengagement. Dies kann sich in zwei extrem unterschiedlichen Umgangsweisen äußern: Die Eltern nehmen dem Kind jegliche Verantwortung ab, wodurch sie das Vertrauen des Kindes in die eigene Kompetenz schwächen. Sie geben Rückversicherungen, wenn das Kind diese einfordert, was kurzfristig zu einer Entlastung führt, letztlich aber zur Aufrechterhaltung der Störung beiträgt. Eigene Bedürfnisse werden von den Eltern zurückgestellt, um das Kind zu stützen. Angehörige können sich aber auch überkritisch und feindselig verhalten, den Patienten entwerten und ablehnen. Beide Interaktionsstile wirken sich ungünstig auf den Behandlungsverlauf aus. Steketee (1993) fand eine positive Korrelation zwischen Kritik und Ärger gegenüber dem Patienten und der Rückfallwahrscheinlichkeit, Foa und Wilson (1991) zwischen der Rückfallwahrscheinlichkeit und dem Stressniveau des Zwangspatienten.

Angehörige sind verunsichert, inwieweit der Patient Einfluss auf seine Zwänge hat. Bewerten sie die Zwangssymptomatik nicht als Erkrankung, so besteht die Gefahr, dass sie zu sehr Druck auf den Betroffenen ausüben, was die Symptomatik noch verstärkt. Andererseits scheint sich ein kritischer Umgang der Angehörigen, solange er nicht feindselig, sondern konstruktiv ist, positiv auf den Therapieverlauf auszuwirken (Steketee & van Noppen, 2003).

Hilfreich scheint eine Balance zwischen kritischen und ermutigenden Rückmeldungen zu sein: Die Angehörigen sollten die Zwangshandlungen und das Vermeidungsverhalten durchaus kritisch kommentieren. Durch ermutigende Bemerkungen und die Anerkennung auch kleiner Therapiefortschritte können sie die Therapiemotivation und das Selbstwertgefühl des Patienten steigern. Auf diese Weise können Angehörige eine Co-Therapeuten-Rolle einnehmen, ohne jedoch kontrollierend oder übergriffig zu werden.

Eine Balance zwischen Kritik und Anerkennung kleiner Therapiefortschritte wirkt sich positiv auf den Verlauf aus

Steketee und van Noppen (2003) betonen, dass weniger als die Hälfte der Zwangserkrankten, die eine Therapie aufsuchen, sich in einer Paarbeziehung befinden. Dagegen leben ca. 25 % der erwachsenen Zwangspatienten noch bei ihren Eltern und viele haben noch als Erwachsene täglich Kontakt zu den Eltern. Diese Ergebnisse deuten darauf hin, dass vielen Zwangspatienten und ihren Eltern die Ablösung schwer fällt. Über die Gründe gibt es bisher keine zuverlässigen Daten. Steketee und van Noppen (2003) vermuten in Anlehnung an Bowlby's Bindungstheorie (1988) eine unsichere Bindung der Kinder zu den Eltern, was zu Störungen in der Autonomieentwicklung führen soll.

In der Literatur wird kontrovers diskutiert, ob Zwänge (vor allem das Kontrollieren und Reinigen) von den Eltern erlernt werden. Steketee und van Noppen (2003) zitieren Studien, in denen bei den Angehörigen in 20 bis 25 % der Fälle Zwangserkrankungen bzw. zwanghaftes Verhalten gefunden wurden. Die Ausgestaltung der Zwänge ist zwischen den Generationen aber unterschiedlich, so dass man hier nicht von Modelllernen sprechen kann. In kontrollierten Studien variieren die Prävalenzraten bei Verwandten ersten Grades laut Wewetzer (2001) zwischen 7,7 % und 17 %. Die Autorin ist der Meinung, dass in Familien neben der manifesten Zwangsstörung auch subklinisches zwanghaftes Verhalten übertragen wird. Jans (2001) fand bei 27,3 % der Mütter und 12,7 % der Väter von zwangserkrankten Kindern und Jugendlichen zwanghafte Persönlichkeitsstrukturen.

Amir et al. (2000) untersuchten in einer Stichprobe von 73 Patienten den Zusammenhang zwischen der Schwere der Zwangssymptomatik und den Reaktionen der Angehörigen auf die Zwangssymptomatik (z. B. die Unterstützung bei Zwangsritualen, die Veränderung von Familiengewohnheiten, die Ablehnung des Patienten etc.). Die Ergebnisse zeigen, dass das Stressniveau der Familie, ihre Anpassung an die Zwangssymptomatik und ihre Kritik gegenüber dem Patienten mit der Ausprägung von Angst und Depression bei den Angehörigen korrelieren, nicht jedoch mit der Schwere der Zwangssymptomatik. Die Ergebnisse unterstützen laut den Autoren die Hypothese, dass Ablehnung und kritische Kommentare von Seiten der Angehörigen die Zwangshandlungen des Patienten verstärken.

Zusammenfassung

Die Zwangsstörung eines Patienten beeinflusst in den meisten Fällen erheblich seine Angehörigen. Eltern fragen sich, was sie in der Erziehung ihrer Kinder falsch gemacht haben und leiden unter Schuldgefühlen. Die Angehörigen sind verunsichert, wie sie mit der Zwangssymptomatik umgehen sollen. Um Konflikte mit dem Betroffenen zu vermeiden, passen sich viele Angehörige der Zwangssymptomatik an. Sie nehmen dem Betroffenen Aufgaben ab, unterstützen sein Vermeidungsverhalten und stellen eigene Bedürfnisse zurück. Zugleich kann das Verhalten des Zwangspatienten bei den Angehörigen Ärger und Ablehnung provozieren. Sowohl Überfürsorge wie auch übermäßige Kritik und Feindseligkeit wirken sich prognostisch ungünstig aus. Die Familie benötigt eine professionelle Anleitung, wie sie mit der Zwangssymptomatik konstruktiv umgehen kann.

2 Beschreibung der Störungsbilder

2.1 Epidemiologie

Bis Ende der 1980er Jahre wurde die Zwangsstörung als eine sehr seltene Störung angesehen (Zaudig et al., 1998). Erst die ECA-Studie, bei der in den USA aus fünf verschiedenen Staaten über 18.000 Personen untersucht wurden, machte für Zwangsstörungen eine durchschnittliche Lebenszeitprävalenz von 2,5 % deutlich (Karno et al., 1991). Auch in der Münchner Follow-up-Studie wurde bei Zwangsstörungen eine Lebenszeitprävalenz von 2,03 % gefunden (Wittchen et al., 1989). Für die Gesamtbevölkerung geht man derzeit von einer Verbreitung von 2 bis 3 % aus (Punktprävalenz). Somit gehört die Zwangsstörung im Erwachsenenalter zu den häufigsten psychischen Störungen (Eaton et al., 1989).

Die Zwangsstörung gehört zu den häufigsten psychischen Störungen im Erwachsenenalter

In den meisten Studien sind Männer und Frauen ungefähr gleich häufig betroffen. Zu diesem Ergebnis kommt z. B. eine in der Psychosomatischen Klinik Windach durchgeführte Studie (Hauke, 1994). Dagegen gibt es Unterschiede bei den einzelnen Subtypen: Frauen entwickeln häufiger Waschzwänge, bei Männern findet man öfter reine Zwangsgedanken. Kontrollzwänge sind unter Männern und Frauen gleich verteilt (Lakatos, 1997).

Das durchschnittliche Alter bei Beginn der Zwangsstörung liegt bei 23 Jahren (Reinecker, 1994). Da die Zwangsstörung von den Betroffenen aus Scham oder Angst vor Ablehnung häufig lange verheimlicht wird, finden die ersten therapeutischen Kontakte im Durchschnitt erst 7 Jahre nach Krankheitsbeginn statt. Dabei zeigte eine Untersuchung von Stengler-Wenze et al. (2004), dass die *befürchtete* Stigmatisierung (vor allem am Arbeitsplatz) um ein vielfaches höher ist als die real erfahrene. Dies hängt vermutlich mit der Katastrophisierungsneigung von Zwangspatienten zusammen. Die Zwangsbefürchtungen und Rituale werden von den Angehörigen zu Beginn der Erkrankung aufgrund der Geheimhaltung entweder erst gar nicht bemerkt oder als Macken und Eigenarten verkannt. Zwangshandlungen werden nur als isolierte Verhaltensauffälligkeiten wahrgenommen (Trosbach et al., 2003). Ohne adäquate Behandlung nimmt die Zwangsstörung einen prognostisch ungünstigen Verlauf. Sie verläuft meist chronisch stabil, progredient oder schwankend. Symptomfreiheit oder Spontanremission kommen unbehandelt nur selten vor (Zaudig, 2002). Mit der Stellung der richtigen Diagnose und der professionellen Vermittlung von

Ohne adäquate Behandlung nimmt die Zwangsstörung einen prognostisch ungünstigen Verlauf

Informationen wird sowohl für die Betroffenen wie auch für ihre Angehörigen ein neuer Bezugsrahmen geschaffen. Die oft bizarr anmutenden Zwangshandlungen können als Krankheit identifiziert und adäquat behandelt werden.

Drei Viertel aller Zwangspatienten erkranken vor ihrem 30. Lebensjahr

Drei Viertel aller Zwangspatienten erkranken vor ihrem 30. Lebensjahr. Nach dem 40. Lebensjahr findet man kaum noch Ersterkrankungen (Ambühl, 2003). Skoog und Skoog (1991) haben 144 Zwangspatienten über einen durchschnittlichen Zeitraum von 47 Jahren untersucht und finden nur in 4 % einen Beginn der Erkrankung nach dem 40. Lebensjahr. Männer erkranken früher als Frauen. Der Gipfel des Erkrankungsbeginns liegt bei Männern im Durchschnitt bei 20 Jahren, bei Frauen bei 25 Jahren (Minichiello et al., 1990). Von Jänsch (2004) wurde in einer retrospektiven Studie an 370 erwachsenen Patienten ab dem 11. Lebensjahr ein sprunghafter Anstieg des Störungsbeginns festgestellt, der bis zum 24. Lebensjahr auf etwa gleich hohem Niveau bleibt und danach wieder abfällt. Dies könnte dafür sprechen, dass der Erkrankungsbeginn mit sensiblen Entwicklungsphasen in der Jugendzeit und Adoleszenz zusammenhängt.

Die meisten Kinder entwickeln zwangsähnliche Rituale

Im Kindesalter sind tendenziell mehr Jungen als Mädchen von Zwängen betroffen (Jans, 2001). Die meisten Kinder entwickeln ritualisiertes, zwangsähnliches Verhalten im Alter von 2 bis 4 Jahren. Dies ist allerdings vorübergehend und dient dem Erreichen von Sicherheit. Die kindlichen Rituale betreffen vor allem Alltagssituationen wie z. B. Einschlafen, Essen oder Anziehen. Für die Entwicklung einer Zwangserkrankung im späteren Lebensalter ist dies prognostisch nicht relevant (Döpfner & Rothenberger, 1997). Während die meisten kindlichen Rituale im Alter von acht Jahren wieder verschwunden sind, nimmt die Zwangserkrankung ab diesem Alter an Häufigkeit zu (Leonard et al., 1990). Pathologische Zwangsrituale beginnen im Durchschnitt bei Jungen mit ca. 7 Jahren, bei Mädchen mit knapp 11 Jahren (Rapoport et al., 2000). Vielfach ändert sich die Symptomatik im Kindes- und Jugendalter. Über zwei Drittel der Kinder weisen komorbid noch andere psychische Störungen auf (Ambühl & Meier, 2003). Die häufigsten komorbiden Störungen bei Kindern und Jugendlichen sind Angststörungen und depressive Erkrankungen, Tic-Störungen und das hyperkinetische Syndrom (Wewetzer et al., 2003).

Early-onset versus late-onset: Gibt es zwei Gruppen von Zwangsstörungen?

Die Zwangsstörung scheint also trotz ihrer phänomenologischen Ähnlichkeit eine sehr heterogene Störung zu sein, die sich hinsichtlich des Erkrankungsbeginns (Onsetalter), dem Verlauf, der Schwere der Symptomatik, der Komorbiditäten und der Prognose stark unterscheidet (Eisen & Rasmussen, 2000). Zahlreiche Studien der letzten Jahre (Sobin et al., 2000;

Rosario-Campos et al., 2001; Millet et al., 2002; Fontenelle et al., 2003) deuten darauf hin, dass es aus klinischer Sicht sinnvoll ist, zwei Gruppen von Zwangsstörungen zu unterscheiden: Solche mit frühem (early-onset = jünger als 12 bis 15 Jahre) und solche mit spätem Erkrankungsbeginn (late-onset = älter als 12 bis 15 Jahre). Die early-onset-Gruppe scheint ein Subtyp der Zwangsstörung zu sein, der im Kindes- und Jugendalter beginnt. Er weist eine größere Symptomvielfalt auf, hat ein höheres Chronifizierungsrisiko und bildet häufiger massive Zwangssymptome aus als die late-onset-Gruppe (Jänsch, 2004). Es finden sich häufiger familiäre Vorbelastungen, komorbide motorische und vokale Ticstörungen, ein schlechteres Ansprechen auf SSRI (selektive Serotonin-Wiederaufnahme-Hemmer) und es sind häufiger männliche Patienten betroffen. Auch bezüglich der Therapie erfordert die early-onset-Gruppe ein anderes Vorgehen. Diese Patienten haben häufig große Schwierigkeiten in der emotionalen Wahrnehmung und Differenzierung. Daraus entwickeln sich Kontaktschwierigkeiten und soziale Konflikte.

Bei frühem Erkrankungsbeginn finden sich häufig massive Zwangssymptome

Zusammenfassung

Für die Zwangsstörung findet man eine Prävalenz von 2 bis 3 % in der Gesamtbevölkerung. Dabei sind Frauen und Männer etwa gleich häufig betroffen. Zwangspatienten kommen im Durchschnitt erst sieben Jahre nach Erkrankungsbeginn in Therapie, da viele ihre Erkrankung auch vor Angehörigen verheimlichen. Bei Kindern ist im Alter von 2 bis 4 Jahren ritualisiertes Verhalten und magisches Denken zu beobachten, das einer altersentsprechenden Entwicklung dient. Pathologische kindliche Zwänge beginnen erst zwischen dem 7. und dem 11. Lebensjahr. Es gibt Hinweise dafür, dass Jugendliche und junge Erwachsene besonders anfällig für die Entwicklung einer Zwangsstörung sind. Darüber hinaus scheinen sich Zwangsstörungen mit frühem Erkrankungsbeginn (early-onset) in ihrer Phänomenologie von solchen mit spätem Erkrankungsbeginn (late-onset) zu unterscheiden.

2.2 Diagnosestellung der Zwangsstörung

Zwanghaftes Verhalten ist fester Bestandteil unserer Kultur. In der Schule wird der fleißige Schüler, der gewissenhaft seine Hausaufgaben erledigt, mit guten Noten belohnt. Ebenso wird Perfektionismus im Berufsleben geschätzt, solange dieser nicht die Fertigstellung von Aufgaben behindert. Die saubere Wohnung, das gewaschene Auto und der gepflegte Garten gehören zu den anerkannten Werten einer breiten bürgerlichen Schicht. Deutlich davon abzugrenzen ist die Zwangsstörung im Sinne einer psychischen

Erkrankung. Sie liegt nach der Internationalen Klassifikation für Erkrankungen (ICD-10, Dilling et al., 1993) erst dann vor, wenn folgende Kriterien erfüllt sind:

- Die Zwangssymptome müssen als eigene Gedanken oder Impulse für den Patienten erkennbar sein.
- Wenigstens einem Gedanken oder einer Handlung muss noch, wenn auch erfolglos, Widerstand geleistet werden, selbst wenn sich der Patient gegen andere nicht länger wehrt.
- Der Gedanke oder die Handlungsausführung dürfen nicht an sich angenehm sein (eine einfache Erleichterung von Spannung und Angst wird nicht als angenehm in diesem Sinn betrachtet).
- Die Gedanken, Vorstellungen oder Impulse müssen sich in unangenehmer Weise wiederholen.

Nach dem Diagnostischen und Statistischen Manual Psychischer Störungen (DSM-IV, Saß et al., 1996) sind für die Diagnosestellung vergleichbare Kriterien wie bei der ICD-10 erforderlich:

- Es müssen entweder Zwangsgedanken oder Zwangshandlungen vorliegen.
- Die Zwangsgedanken oder Zwangshandlungen werden vom Betroffenen als übertrieben oder unbegründet angesehen.
- Die Zwangsgedanken oder Zwangshandlungen verursachen eine erhebliche psychosoziale Beeinträchtigung und sind zeitaufwendig (mehr als 1 Stunde pro Tag).
- Andere psychische Störungen müssen ausgeschlossen werden.
- Medizinische Krankheitsfaktoren und Drogen sowie Medikamente müssen als Verursachung der Zwangsstörung ebenfalls ausgeschlossen werden.

Ferner werden im DSM-IV Zwangsgedanken und Zwangshandlungen genauer charakterisiert. Für Zwangsgedanken müssen folgende 4 Kriterien vorliegen:

- Zwangsgedanken müssen wiederkehrende und anhaltende Gedanken, Impulse oder Vorstellungen sein, die als aufdringlich und unangemessen empfunden werden.
- Sie rufen ausgeprägte Angst und großes Unbehagen hervor.
- Die Gedankenimpulse oder Vorstellungen sind nicht nur übertriebene Sorgen über reale Lebensprobleme.
- Die Person versucht diese Gedankenimpulse oder Vorstellungen zu ignorieren oder zu unterdrücken oder sie mit Hilfe anderer Gedanken oder Tätigkeiten zu neutralisieren.
- Die Person erkennt, dass die Zwangsgedanken, -impulse oder -vorstellungen eigene Gedanken darstellen.

Für Zwangshandlungen muss erfüllt sein:

- Wiederholte Verhaltensweisen (Waschen, Ordnen, Kontrollieren) oder gedankliche Handlungen (Beten, Zählen, Wörter wiederholen), zu denen sich die Person gezwungen fühlt.

– Die Verhaltensweisen oder Gedanken dienen dazu, Unwohlsein oder Angst zu verhindern oder zu reduzieren oder gefürchteten Ereignissen und Situationen vorzubeugen.

Für Kinder und Jugendliche gelten dieselben Kriterien für die Diagnose einer Zwangsstörung wie für Erwachsene. Unterschiede zwischen den beiden Klassifikationssystemen bestehen im Kriterium der Dauer der Erkrankung, dem Kriterium des Widerstandes und dem Kriterium der Einsicht in die Unsinnigkeit. Während die ICD-10 mindestens eine Dauer von zwei Wochen fordert, in der an den meisten Tagen störende und quälende Zwangsgedanken oder Zwangshandlungen vorkommen müssen, bezieht sich das DSM-IV auf einen Tag, an dem die Symptomatik mindestens eine Stunde lang bestehen muss. Das DSM-IV verlangt im Gegensatz zur ICD-10 nicht ausdrücklich, dass der Betroffene Widerstand gegen die Zwangssymptomatik aufbringt, fordert aber, dass er Einsicht in die Widersinnigkeit seiner Zwangssymptomatik haben muss. In chronifizierten Fällen kann die Beurteilung schwer fallen, in welchem Ausmaß sich der Betroffene noch innerlich distanzieren („good-insight") kann oder inwieweit er die Symptomatik bereits in sein Verhaltensrepertoire integriert hat („poor-insight"). Trotzdem sollte das Kriterium des Widerstandes und der Einsicht immer geprüft werden, da es differentialdiagnostische Überschneidungen mit psychiatrischen Diagnosen gibt.

Für Kinder und Jugendliche gelten dieselben Kriterien für die Diagnose einer Zwangsstörung wie für Erwachsene

Typische Formen von Zwangshandlungen

Es kann die große Gruppe der Patienten mit zwanghaftem Waschverhalten („cleaners") von der Gruppe der Patienten mit überwiegend kontrollierendem Verhalten („checkers") unterschieden werden. Zwangshandlungen (engl. compulsions) können präventiven oder neutralisierenden Charakter haben. Ein Patient mit Infektionsängsten versucht die befürchtete Kontamination seiner Hände durch Waschrituale rückgängig zu machen (zu neutralisieren). Dagegen möchte ein Patienten, der 20-mal den Herd kontrolliert, bevor er seine Wohnung verlässt, präventiv handeln und dadurch einen befürchteten Wohnungsbrand verhindern. Zwangshandlungen werden häufig wie Rituale durchgeführt, indem ein festgelegter Ablauf eingehalten werden muss. Wird dieser Ablauf unterbrochen oder gestört, so muss der Patient wieder von vorne beginnen, ansonsten stellt sich keine Spannungs- und Angstreduktion ein.

Zwangshandlungen können präventiven oder neutralisierenden Charakter haben

Auslöser für Zwangshandlungen sind sog. Zwangsbefürchtungen, d. h. irrationale oder zumindest übertriebene Befürchtungen. So kann ein Zwangspatient mit HIV-Infektionsängsten befürchten, sich bereits durch das Berühren eines roten Punktes mit dem HI-Virus infiziert zu haben, weil der rote Punkt Blut sein könnte. Obwohl er weiß, dass das HI-Virus nur eine kurze Überlebensdauer an der Luft hat, versucht er ein noch so geringes Infektionsrisiko auszuschließen.

Oder ein Bankangestellter befürchtet eine falsche Buchung zu tätigen und für den daraus entstandenen Schaden zur Rechenschaft gezogen zu werden. Seine Angst vor den möglichen Konsequenzen ist so groß, das er die Zahlen auf dem Überweisungsformular immer wieder kontrollieren muss. Die Kontrollen verschaffen nur kurzfristige Erleichterung, da er schon nach kurzer Zeit wieder an seiner Wahrnehmung zweifelt, was zu erneuten Kontrollen führt. Da Zwangspatienten kein Risiko eingehen möchten, entwickelt sich der für die Zwangsstörung typische Teufelskreis aus Befürchtungen und Kontrollen.

Zwangsgedanken

Zwangsgedanken haben häufig aggressive, religiöse oder sexuelle Inhalte

Zwangsgedanken (engl. obsessions) sind unwillkürlich einschießende Gedanken, Bilder oder Impulse, die häufig aggressive, religiöse oder sexuelle Inhalte haben. Diese Inhalte sind mit dem Wertesystem des Betroffenen nicht vereinbar und deswegen ängstigend oder quälend. Aggressive Zwangsgedanken richten sich meist gegen Personen, die dem Betroffenen viel bedeuten. So kann eine Mutter plötzlich die Vorstellung entwickeln, sie könnte ihr Kind mit einem Messer verletzen. Einer Ordensschwester kommen immer wieder Gotteslästerungen in den Sinn oder sie muss während des Gebetes an sexuelle Handlungen denken. Die Gedanken werden von den Betroffenen als pervers oder verboten bewertet. Sie versuchen, nicht daran zu denken, was zur Folge hat, dass sich solche Gedanken zunehmend aufdrängen. Manchmal versucht der Betroffene, die Zwangsgedanken durch „positive" Gegengedanken zu neutralisieren. Indem er mehrfach an etwas „Gutes" denkt, versucht er die „bösen" Gedanken in ihrer befürchteten Wirkung zu neutralisieren. Außerdem wird alles gemieden, was mit den Zwangsgedanken in Zusammenhang steht. Bei aggressiven Zwangsgedanken werden Messer und andere spitze Gegenstände entfernt, um niemanden zu verletzen. Bei sexuellen Zwangsgedanken werden Zeitschriften und Filme, in denen sinnliche und erotische Inhalte vorkommen könnten, abgelehnt oder gemieden.

Zwangsgedanken sind häufig Auslöser für Zwangshandlungen

Zwangsgedanken sind häufig Auslöser für Zwangshandlungen: Der Zwangsgedanke, jemanden „aus Versehen" mit dem eigenen Auto angefahren zu haben führt dazu, dass der Betroffene die bereits gefahrene Strecke erneut abfährt, um sicher zu gehen, dass er niemanden verletzt hat. In diesem Fall werden nach Zwangsgedanken Kontrollhandlungen durchgeführt.

Beispiel
Eine Mutter kommt in stationäre Therapie, weil sie zwei Jahre nach der Geburt ihres behinderten Kindes die Zwangsbefürchtung entwickelte, sie könnte beim Autofahren „aus Versehen" jemanden überfahren, beim Gehen „ungewollt" andere auf die Straße oder in Gewässer stoßen. Auf-

grund dieser Befürchtungen vermied sie entweder das Autofahren oder fuhr eine bereits gefahrene Strecke zurück, wenn sie meinte, ein „verdächtiges“ Geräusch gehört oder einen Schatten gesehen zu haben. War es ihr nicht möglich nachzukontrollieren, so ließ sie der Gedanke stundenlang nicht mehr los. Sie litt dann unter Schuldgefühlen und suchte am nächsten Tag in der Tageszeitung nach Fahrerfluchtmeldungen.

In der Therapie entpuppte sich der zentrale Konflikt. Die mehrjährigen Bemühungen um das behinderte Kind hatten die ganze Kraft und Aufmerksamkeit der Eltern absorbiert. Einerseits war es der Anspruch der Patientin, eine perfekte Mutter zu sein, andererseits hatte dies zu einer chronischen Überforderung und zur Abnahme von Paaraktivitäten geführt. Wollte ihr Partner einen Babysitter engagieren, so hatte sie das Gefühl, ihr Kind im Stich zu lassen und bekam Schuldgefühle. Kuschelte ihr Partner aber mit dem Kind, so wurde sie eifersüchtig, weil in der Paarbeziehung kaum noch Zärtlichkeiten ausgetauscht wurden. Im Paargespräch konnten ihre Wünsche nach Rückhalt und Wertschätzung thematisiert werden.

Magisches Denken

Glücks- und Unglückszahlen werden mit Handlungen assoziiert und zu Ritualen ausgebaut

Zwangspatienten können sich ein System von emotional positiv und negativ besetzten Zahlen (Glücks-/Unglückszahlen) ausdenken, die sie mit bestimmten Handlungen verbinden und zu Ritualen ausbauen. So kommt es gerade bei Early-onset-Patienten häufig vor, dass sie aufgrund von Unglückszahlen nach einer bestimmten Anzahl von Schritten stehen bleiben müssen. Oder sie müssen nach einer bestimmten Anzahl von Schritten wieder einen Schritt zurückgehen, um zu neutralisieren. Gleiches gilt für An- und Ausziehrituale. Können sie dieses Ritual nicht ausführen oder werden bei der Ausübung gestört, so befürchten sie, dass ein Unglück passieren könnte. Oft wird befürchtet, dass einer wichtigen Bezugsperson etwas zustoßen könnte. Obwohl die Betroffenen das eigene Verhalten als irrational einschätzen, müssen sie sich genau an die Rituale halten, um ihre Angst zu reduzieren und scheinbare Sicherheit zu gewinnen. Magisches Denken kommt auch im Zusammenhang mit Symmetrie und Genauigkeit vor. Manche Betroffene befürchten, ein Angehöriger könnte einen schlimmen Unfall erleiden, wenn bestimmte Gegenstände nicht symmetrisch angeordnet werden. Sie sind der Meinung, sie wären dann schuld an dem Unfall und hätten ihn verhindern können.

Beispiel

Ein 22-jähriger Zwangspatient, der seit der Jugend Zwänge kannte, entwickelte die Befürchtung, sein Analytiker könnte bei einem Verkehrsunfall ums Leben kommen, wenn er an sog. Unglückstagen Handlungen ausführt, die er nicht mehr rückgängig machen kann. Hinter diesem Zwangssystem standen zwei grundsätzliche Befürchtungen, die für seine aktuelle Lebensphase kennzeichnend waren: Erstens, er könnte eine wichtige Bezugsperson verlieren, von der er Verständnis und Rückhalt erfuhr. Zweitens, er könnte sich festlegen (z. B. für einen Beruf) und diese Entscheidung nicht rückgängig machen. Dann müsste er sowohl mit den positiven wie auch den negativen Konsequenzen leben.

Sammeln und Aufbewahren von Gegenständen

Messies können sich von wertlosen Gegenständen nicht trennen

Manche Zwangspatienten können sich nicht von Gegenständen trennen, was zum Sammeln, Aufbewahren und in extremen Fällen zur Vermüllung (englisch: mess) der Wohnung führen kann. Deswegen werden diese Personen auch als „Messies“ bezeichnet. Häufig handelt es sich um Zeitungen und Unterlagen, die der Betroffene nicht wegwerfen kann, weil er befürchtet, dadurch wichtige Informationen zu verlieren. Es kann sich aber auch um ganz offensichtlich wertlose Gegenstände wie leere Jogurtbecher oder abgetragene Kleidungsstücke handeln. Rational ist dem Betroffen klar, dass er diese Gegenstände nie mehr brauchen wird, emotional erscheint es ihm aber unmöglich, sich davon zu trennen.

Beispiel

Eine Patientin begann nach dem Auszug ihres Ehemannes aus dem gemeinsamen Haus mit dem Sammeln der Tageszeitung. Sie wollte sich von einzelnen Ausgaben nicht trennen, um interessante Artikel nachlesen zu können. Im Laufe der Jahre stapelten sich die Zeitungen in den Wohnräumen, weil im Keller kein Platz mehr war. Sie empfing keinen Besuch mehr, da sie sich für die Unordnung schämte. Andererseits konnte sie sich nicht überwinden, mit dem Entsorgen der Zeitungen zu beginnen. Zuletzt war das gesamte Erdgeschoss vollgestellt, so dass die Möbel, das Bad und die Küche nicht mehr benutzt werden konnten. Von Jugend an sah sie Hausarbeit als eine minderwertige Tätigkeit an. Diese war auch immer Streitpunkt in ihrer Ehe, da der Ehemann eine klassische Rollentrennung verlangte.

Im Rahmen der stationären Therapie wurde deutlich, dass sie seit der Trennung in einem Konflikt lebte: Einerseits wünschte sie sich wieder eine Paarbeziehung, andererseits befürchtete sie Fremdbestimmung und Kontrolle durch einen neuen Partner. Zentrale Aufgabe der Therapie war es, ihre Abgrenzungsfähigkeit zu verbessern, wodurch sie ihre Wünsche nach Nähe nicht mehr so bedrohlich erlebte. Sie begann ihr Haus zu entmüllen und konnte wieder Besuch empfangen. Außerdem wurde sie über ihre komorbide zwanghafte Persönlichkeitsstörung aufgeklärt und konnte dadurch die vergangenen Beziehungsschwierigkeiten besser verstehen.

Oben genannte Zwangsgedanken und Zwangshandlungen stellen nur eine klinisch häufig zu beobachtende Auswahl an Zwangssymptomen dar. Der Vielfalt von möglichen Zwangssymptomen scheinen keine Grenzen gesetzt zu sein. Die Y-BOCS Symptom-Checkliste (Goodman et al., 1989a; deutsch: Büttner-Westphal & Hand, 1991) beschreibt 70 inhaltlich verschiedene Zwangsgedanken und Zwangshandlungen. Sie hilft dem Interviewer, ein breites Spektrum von Zwangssymptomen abzufragen und sich auf diese Weise einen Überblick über die bestehende Symptomatik zu verschaffen (vgl. Anhang, Seite 154–158). Die Inhalte von Zwangsgedanken sind für die Betroffenen häufig beschämend und werden gerne verschwiegen. Deswegen hat es sich als hilfreich erwiesen, den Patienten die Symptom-Checkliste alleine ankreuzen zu lassen und anschließend mit ihm durchzusprechen. Es kommt auch vor, dass mache Zwangshandlungen oder Zwangsgedanken schon so lange persistieren, dass sie vom Betroffenen gar nicht mehr als pathologisch wahrgenommen werden. Auch in diesen Fällen ist die Symptom-Checkliste zur Identifikation der Zwangssymptomatik hilfreich.

Die Symtom-Checkliste hilft dem Interviewer sich einen Überblick zu verschaffen

Zusammenfassung

Bei der Zwangsstörung (engl. obsessive and compulsive disorder = OCD) kann es zu Zwangshandlungen (obsessions), zu Zwangsgedanken (compulsions) oder zu einer Kombination aus beidem kommen. Bei Zwangshandlungen muss der Betroffene mehrfach die gleiche Handlung ausführen, um seine Angst und Anspannung zu reduzieren, obwohl ihm dies übertrieben oder irrational erscheint. Den Zwangshandlungen gehen (Zwangs-)Befürchtungen oder Zwangsgedanken voraus. Zwangsgedanken sind intrusive Gedanken, Bilder oder Vorstellungen, die für den Betroffenen quälend sind und ihm Angst machen. Zwangsbefürchtungen sind ständig vorhandene übertriebene Ängste, die in spezifischen Situationen zu Zwangshandlungen führen. Eine Sonderform der Zwangsgedanken ist das magische Denken. Der Betroffene assoziiert mit Zahlen, Gegenständen oder Handlungen schlimme Ereignisse. Obwohl ihm der

Zusammenhang irrational („magisch") erscheint, führt er Rituale aus, um seine Angst zu reduzieren. Symptom-Checklisten und das Gespräch mit den Angehörigen helfen, die mögliche Vielfalt von Zwangssymptomen zu erfassen.

2.3 Differentialdiagnose, Komorbidität und somatische Auswirkungen von Zwangsstörungen

Um eine adäquate Therapie durchführen zu können, muss die Zwangsstörung von zwanghaftem Verhalten bei anderen psychischen Störungsbildern abgegrenzt werden. Im folgenden werden Störungsbilder beschrieben, bei denen der Zwangsstörung ähnliche Befürchtungen und Verhaltensweisen vorkommen.

Die hypochondrische Störung

Hypochondrische Patienten sind überzeugt an einer schweren Krankheit zu leiden

Zwanghaftes Beobachten des eigenen Körpers ist bei der Hypochondrie zu finden. Die Betroffenen leiden unter der Überzeugung, bereits Anzeichen einer schweren Erkrankung zu haben. Diese Patienten suchen ständig Ärzte auf, um sich untersuchen zu lassen und können nicht glauben, dass sie körperlich gesund sind. Das starke Bedürfnis nach Rückversicherung erinnert an das Verhalten von Zwangspatienten. Die Abgrenzung gegenüber Zwangsstörungen liegt vor allem darin, dass Zwangspatienten eine Kontamination mit Krankheitserregern befürchten, die in der Zukunft zu einer Krankheit führen könnte. Die Zwangspatienten versuchen durch ihr Verhalten, das Risiko einer Infektion zu minimieren. Hypochondrische Patienten dagegen sind überzeugt, die Krankheit bereits zu haben und suchen nach körperlichen Anzeichen hierfür.

Schizophrene Psychosen und die schizotype Störung

Auch im Rahmen von schizophrenen Psychosen können Zwänge auftreten. Sie können als Versuch des Betroffenen gesehen werden, sich gegen einen psychotischen Persönlichkeitszerfall zu wehren (Lang, 1981). Manchmal ist es diagnostisch schwierig, Zwangsbefürchtungen von Wahnideen zu unterscheiden, denn auch bei Zwangspatienten besteht nicht immer die Überzeugung, dass die Zwangsbefürchtungen unsinnig sind (poor-insight-Patienten). Der Zwangspatient erlebt seine Befürchtungen als zu sich gehörig, während ein psychotischer Patient schildert, dass ihm Gedanken von außen eingegeben werden. Übergänge von Zwangsbefürchtungen zu wahn-

Der Zwangspatient erlebt seine Befürchtungen als zu gehörig

haften Überzeugungen können klinisch beobachtet werden, ohne dass sonstige schizophrene Symptome zu finden sind (Insel & Akiskal, 1986). Eisen und Rasmussen (1993) sehen nur dann eine ungünstige Prognose, wenn die wahnhaften Zwangsbefürchtungen zusammen mit anderen Symptomen aus dem schizophrenen Spektrum vorkommen (z. B. Halluzinationen, Ich-Störungen und formale Denkstörungen).

Zum schizophrenen Spektrum gehört nach ICD-10 auch die schizotype Störung, die das DSM-IV unter die Persönlichkeitsstörungen klassifiziert. Der Betroffene ist nach ICD-10 kalt und unnahbar, wirkt seltsam und hat wenig soziale Bezüge. Weitere Kriterien sind magisches Denken und zwanghaftes Grübeln ohne inneren Widerstand. Die Zwangsgedanken haben meist sexuelle, aggressive oder dysmorphophobe (d.h. exzessive Sorgen hinsichtlich bestimmter Körperteile) Inhalte. Die Störung zeigt einen chronischen Verlauf und kann sich zu einer Schizophrenie entwickeln. In beiden Diagnosesystemen geht man davon aus, dass die schizotype Persönlichkeitsstörung zum genetischen Spektrum der Schizophrenie gehört. Im DSM-IV müssen fünf von neun Kriterien erfüllt sein, um die Diagnose zu rechtfertigen. Im ICD-10 dagegen wird von den neun Kriterien kein beherrschendes oder typisches Merkmal gefordert. Der Grund dieser diagnostischen Unsicherheit liegt in der phänomenologischen Vielfalt des klinischen Bildes. In der Praxis werden schizotype Patienten immer wieder als Zwangspatienten fehldiagnostiziert, da z. B. Early-onset-Zwangspatienten auch seltsames und sozial zurückgezogenes Verhalten zeigen können. Um die Diagnose einer schizotypen Störung auszuschließen, sollten inhaltliche und formale Denkstörungen abgefragt werden: Patienten mit schizotyper Störung zeigen häufig Beziehungsideen, selbstbezogenes Denken, paranoide Befürchtungen und magisches Denken. Ihre Sprache ist vage, umständlich und metaphorisch. Es bestehen überdauernde soziale Ängste und eine Überempfindlichkeit gegenüber echter oder vermeintlicher Kritik (Süllwold, 1983). Ein Expositionstraining mit Reaktionsverhinderung sollte graduiert durchgeführt werden, da sich die Betroffenen nur schwer von ihren Beziehungsideen distanzieren können. Aufklärung über die Diagnose, soziales Kompetenztraining und eine neuroleptische Medikation sind bei diesem Störungsbild notwendig.

Schizotype Patienten werden häufig als Zwangspatienten fehldiagnostiziert

Die zwanghafte Persönlichkeitsstörung

Menschen mit einer zwanghaften Persönlichkeitsstörung zeigen ein sich durch alle Lebensbereiche erstreckendes rigides Verhaltensmuster: Sie sind derart gewissenhaft, dass sie selbst für Routineaufgaben ungewöhnlich lange brauchen. Sie achten peinlich genau auf die Einhaltung von Normen und gesellschaftlichen Konventionen. Dabei erwarten sie von ihren Mitmenschen, dass diese sich ihren Gewohnheiten unterordnen. Es fällt ihnen schwer, Aufgaben zu deligieren, da sie sich nicht auf andere verlassen wollen. Auf ihre Mitmenschen wirken sie unflexibel und eigensinnig. Sie müssen viel grübeln und empfinden die sich ihnen aufdrängenden Gedanken als störend. Im Gegensatz zur Zwangsstörung wird der Inhalt der Gedanken aber nicht als bedrohlich oder abstoßend erlebt. Da es sich um eine Persönlichkeitsstörung handelt, sind die oben beschriebenen Eigenarten überdauernd und ziehen sich wie ein roter Faden durch das Leben der Betroffenen. Es fehlen die für die Zwangsstörung typischen Wiederholungen, die der Zwangspatient als ich-dyston (d. h. fremd und unsinnig) erlebt. Der Betroffene mit einer zwanghaften Persönlichkeitsstörung bewertet sein Verhalten als angemessen (ich-synton) und gerät dadurch in Konflikte mit seiner Umwelt. Arbeitskollegen können sich beschweren, dass er für Vieles zu lange braucht und sie für ihn mitarbeiten müssen. Dem hohen eigenen Anspruch zu genügen, ist für diese Menschen das oberste Gebot. Vergnügen und zwischenmenschliche Kontakte werden vernachlässigt, weil Arbeit und Leistung im Vordergrund stehen.

Menschen mit zwanghafter Persönlichkeitsstörung erleben den Inhalt ihrer Gedanken als angemessen

Die depressive Störung

Auch im Rahmen einer depressiven Episode kann es zu zwanghaftem Grübeln und Gedankenkreisen mit pessimistischen Gedankeninhalten kommen. Der Depressive versucht, über das Grübeln einen Ausweg zu finden und tritt dabei auf der Stelle. Die depressiven Gedanken haben nicht den einschießenden, plötzlichen Charakter von Zwangsgedanken und führen auch nicht zu Zwangshandlungen. Der Zwangspatient versucht, seine Zwangsgedanken zu vermeiden, da sie ihm Angst machen. Der depressive Patient dagegen grübelt ohne inneren Widerstand und erlebt den Inhalt seiner depressiven Gedanken seiner Lebenslage angemessen. Als eine Sonderform der Depression beschreibt Lauter (1962) die anankastische Depression. Diese sei u. a. gekennzeichnet durch gegen die Umwelt gerichtete Aggressionen.

Der depressive Patient grübelt ohne inneren Widerstand

Essstörungen

Essgestörte Patienten[1] sind gedanklich eingeengt auf das Essen und die eigene Figur. Aufgrund ihrer krankhaften Furcht, zu dick zu sein (Gewichtsphobie), lassen sie Mahlzeiten ausfallen und vermeiden kalorienreiche Nahrungsmittel (restriktives Essen). Manche haben ein ritualisiertes Essverhalten und treiben zwanghaft Sport. Die zugrunde liegende Motivation des pathologischen Verhaltens ist ein abnormes Körperideal, das Ziel der Betroffenen ist die Gewichtsabnahme unter ein physiologisch ange-

Essgestörte Patienten erleben ihre übertriebene Angst vor einer Gewichtszunahme meist nicht als krankhaft

1 Wenn von Patienten die Rede ist, sind damit immer sowohl Patienten als auch Patientinnen gemeint.

messenes Gewicht. Wie Zwangspatienten folgen sie einem inneren Drang, erleben ihre Angst vor einer Gewichtszunahme aber meist nicht als krankhaft oder irrational.

Impulskontrollstörungen

Impulskontrollstörungen stellen eine heterogene Gruppe dar. Gemeinsam ist ihnen die Unfähigkeit, bestimmte Impulse oder Triebe zu unterdrücken, obwohl diese Impulse negative Konsequenzen haben. Patienten mit Störung der Impulskontrolle zeigen einen unkontrollierbaren Drang zum Haare ausreißen (Trichotillomanie), zum Stehlen (Kleptomanie), zum pathologischen Glücksspiel oder zur Brandstiftung (Pyromanie). Diese Handlungen führen wie bei der Zwangsstörung kurzfristig zu einer körperlichen Spannungsreduktion, manchmal auch zu euphorischen Gefühlen. Unterschied: Bei Zwangsstörungen wird die Impulsivität befürchtet, bei Impulskontrollstörungen ausagiert. Diese beiden Störungen stellen gewissermaßen die zwei extremen Pole einer Dimension dar (Hollander, 1993).

Bei Zwangsstörungen wird die Impulsivität befürchtet, bei Impulskontrollstörungen ausagiert

Tic-Störungen

Tic-Störungen sind unwillkürliche Bewegungen umschriebener Muskelgruppen mit Wiederholungstendenz. Sie können willentlich mit Anstrengung vorübergehend unterdrückt werden und verstärken sich unter Stress. Motorische Tics äußern sich in Form von Blinzeln, Kopfwerfen, Schulterzucken und Grimassieren. Vokale Tics können Räuspern, Bellen, Schnüffeln und Zischen sein. Bei 20 bis 40 % der Kinder mit Tic-Störungen finden sich Zwangsphänomene (Leckman et al., 1994). Eine Sonderform der Tic-Störung ist das Gilles-de-la-Tourette-Syndrom: Man findet bei den Betroffenen multiple motorische und einzelne oder mehrere vocale Tics, die aber nicht zeitgleich vorkommen müssen. Die vokalen Tics bestehen in repetitiven Vokalisationen, wie Räuspern, Grunzen und dem Gebrauch von öbszönen Worten (Koprolalie). Diese werden manchmal von repetitiven obszönen Gesten begleitet (Kopropraxie).

Komorbiditäten

Zwangsstörungen können zusammen mit anderen psychischen Störungen auftreten. Am häufigsten finden sich in der Literatur komorbide affektive Störungen, gefolgt von Angststörungen (Leonard et al., 1993; Winkelmann et al., 1994; Ruppert et al., 1999). Für affektive Störungen wird als höchste Komorbiditätsrate 35 % (Winkelmann et al., 1994), als niedrigste 20 % angegeben (Milanfranchi et al., 1995). Bei den komorbiden Persönlichkeits-

Zwangsstörungen treten am häufigsten zusammen mit affektiven Störungen und Angststörungen auf

störungen ist die Datenlage bezüglich der Gesamtkomorbidität sehr heterogen. Dagegen ergeben sich in den einzelnen Clustern Übereinstimmungen: Die häufigsten komorbiden Diagnosen sind im Cluster C (anankastisch, dependent, selbstunsicher) zu finden. Hier überwiegt vor allem die selbstunsicher-vermeidende Persönlichkeitsstörung und die dependente Persönlichkeitsstörung. Es folgt das Cluster B mit den höchsten Komorbiditätsraten für die Borderline Persönlichkeitsstörung und die histrionische Persönlichkeitsstörung. Die Zwangsstörung hat bei den Cluster B-Persönlichkeitsstörungen eine emotional stabilisierende Funktion. Ein zu frühes Expositionstraining mit Reaktionsverhinderung ist hier kontraindiziert, da emotionale Krisen bis hin zu psychotischem Erleben und Suizidalität provoziert werden können. Cluster A dagegen spielt nur eine untergeordnete Rolle, wobei die schizotype Persönlichkeitsstörung am häufigsten zu finden ist (vgl. Rasche-Räuchle et al., 1995; Torres & Del Porte, 1995; Ruppert et al., 1999).

Ein zu frühes Expositionstraining kann bei Borderline-Störungen zu Suizidalität führen

Einer Zwangsstörung kann z. B. eine depressive Reaktion folgen, die sich zu einer depressiven Episode ausweiten kann. Wenn der Betroffene über einen längeren Zeitraum aufgrund der Zwangsstörung stark beeinträchtigt ist und keine professionelle Hilfe in Anspruch nimmt, kommt es zu komorbiden depressiven Episoden. Rasmussen und Eisen (1988) fanden in 85 % ihrer untersuchten Fälle sekundäre Depressionen. Das Verheimlichen der Beschwerden aufgrund von Schamgefühlen führt zu Rückzugsverhalten und sozialer Isolation, was wiederum eine depressive Entwicklung begünstigt. Es kann aber auch zuerst eine depressive Episode vorliegen, zu der sich dann komorbid eine Zwangsstörung dazugesellt. Bessert sich die depressive Symptomatik, so findet man häufig auch eine Abnahme der Zwangssymptomatik. Da sowohl depressive Störungen wie auch Zwangsstörungen in vielen Fällen ein gutes Ansprechen auf SSRI (Selektive Serotonin-Wiederaufnahme-Hemmer) zeigen, sollte in diesen Fällen zusätzlich zur Psychotherapie medikamentös behandelt werden.

Komorbide depressive Episoden zeigen ein gutes Ansprechen auf SSRI

Eine Komorbidität von Zwangsstörungen und Tic-Störungen findet man nicht selten bei jüngeren männlichen Patienten (early-onset). Die Betroffenen zeigen einen typischen Symptomkomplex aus aggressivem Verhalten, Kontroll- und Ordnungszwängen, sowie sexuellen Zwangsgedanken und sprechen schlechter auf eine rein medikamentöse Behandlung an (Zohar et al., 1997).

Körperliche Folgen von Zwangsstörungen

Zwangshandlungen können zu körperlichen Schäden führen. Patienten mit Waschzwängen haben oft rissige und trockene Haut. Patienten mit Ansteckungsängsten benutzen Desinfektionsmittel und zerstören dadurch den Säureschutzmantel ihrer Haut. Dadurch können sich Ekzeme bilden. Patienten mit Waschritualen können die Körperpflege vernachlässigen, indem sie aus Angst vor den Ritualen auf das Duschen verzichten. Manche ekeln sich vor Toiletten bzw. vor ihren eigenen Ausscheidungen und reduzieren bewusst ihre Flüssigkeits- und Nahrungsaufnahme, um seltener Wasser zu lassen und Stuhlgang zu vermeiden. Patienten, die Zwangsbefürchtungen in Bezug auf bestimmte Nahrungsmittel haben, neigen zu Fehl- und Mangelernährung. Andere vermeiden Bekleidungswechsel, da ihre An- und Auszieh-Rituale viel Zeit in Anspruch nehmen und mit starken Ängsten verbunden sind. Patienten, die unter zwanghaftem Reinigen der Gesichtshaut leiden, suchen ständig nach Unebenheiten und versuchen diese zu beseitigen. Das zwanghafte Bearbeiten der Haut kann zu Entzündungen und zur Narbenbildung führen (siehe Fallbeispiel 5.1).

Zusammenfassung

Die Zwangsstörung ist ein phänomenologisch sehr vielgestaltiges Störungsbild, das von anderen psychischen Störungsbildern abgegrenzt werden muss. Zwanghafte Verhaltensweisen kommen auch bei der hypochondrischen Störung, der zwanghaften Persönlichkeitsstörung, der Schizophrenie, der schizotypen Störung, den Essstörungen, den Impulskontrollstörungen und den Tic-Störungen vor. Zwanghaftes Grübeln ohne inneren Widerstand ist typisch für eine depressive Störung. Daneben finden sich bei der Zwangsstörung auch Komorbiditäten zu affektiven Störungen, Angststörungen, Persönlichkeitsstörungen und Tic-Störungen, die einer besonderen Berücksichtigung bei der Therapieplanung und der medikamentösen Behandlung bedürfen.

2.4 Neurobiologische Korrelate der Zwangsstörungen

Die technische Weiterentwicklung bildgebender Verfahren hat in den letzten zehn Jahren ein vermehrtes Interesse an der Neurobiologie psychischer Störungen entstehen lassen. Auch in der OCD-Forschung werden bildgebende Verfahren sowohl zur Klärung der Pathophysiologie wie auch zur Effektkontrolle von Therapien eingesetzt. Strukturelle Untersuchungen des Gehirns erfolgen meist mit der kranialen Computertomografie (CCT) oder der Magnetresonanztomografie (MRT). Obwohl vor allem letztere aufgrund ihres hohen Auflösungsvermögens eine präzise Darstellung kortikaler und subkortikaler Strukturen ermöglicht, liegen bisher keine konsistenten Befunde vor, die auf spezifische strukturelle Veränderungen bei Zwangsstörungen hindeuten würden. Dagegen ermöglicht die funktionelle Bildgebung die Beurteilung des Stoffwechsels und der Durchblutung des Gehirns in Aktion, d. h. bei der Ausübung spezifischer kognitiv-emotiona-

Es liegen bisher keine konsistenten Befunde für neuroanatomische Veränderungen bei Zwangsstörungen vor

ler Funktionen. Nuklearmedizinische Verfahren wie die Positronen-Emissions-Tomografie (PET) und die Single-Photonen-Emissions-Computertomografie (SPECT) messen den regionalen Stoffwechsel von Glukose oder Sauerstoff sowie die Verteilung radioaktiv markierter Neurotransmitter und Neuromodulatoren. Die funktionelle Magnetresonanztomografie (fMRT oder fMRI für [engl.] functional magnetic resonance imaging) macht Änderungen der zerebralen Sauerstoffsättigung sichtbar und ermöglicht auf diese Weise Rückschlüsse auf die Aktivität umschriebener Hirnareale.

In mehreren Studien konnten unter Einsatz dieser bildgebenden Verfahren (PET, SPECT und fMRI) bei Zwangspatienten im Vergleich zu gesunden Probanden abweichende Aktivierungen in Bereichen des Frontalhirns (orbitofrontaler und cingulärer Kortex), der Basalganglien (insbesondere des Striatums) und des Thalamus festgestellt werden (für einen Überblick s. Zurowski et al., 2005; Kordon et al., 2006; Schiepek et al., im Druck). Auf dieser Grundlage wurde ein neurobiologisches Erklärungsmodell zur Pathogenese der Zwangsstörung herausdestilliert, das eine Störung kortiko-striato-thalamo-kortikaler Regelkreise postuliert (Saxena et al., 1998, 2001; Saxena & Rauch, 2000). Beteiligt sind positive und negative Feedbackschleifen, welche den orbitofrontalen Kortex, die Basalganglien und den Thalamus verbinden (Übersicht bei Hegerl & Mavrogiorgou, 1998). Daraus – so die Annahme – sollten inadäquate emotionale Bewertungen und rigide Verhaltensmuster resultieren. Vieles spricht allerdings dafür, dass die Neuropathologie von Zwangsstörungen nicht auf diesen Regelkreis begrenzt ist. Eine nähere Betrachtung der vielschichtigen Symptomatik der Zwangsstörungen legt es nahe, nach möglichen Subklassifikationen und ihren neuronalen bzw. psychobiologischen Korrelaten zu suchen (Pogarell & Hegerl, 2002; Schiepek et al., im Druck). Der Heterogenität des klinischen Phänotyps entspricht eine Heterogenität des funktionellen Neurophänotyps, wodurch sich eventuell unscharfe und widersprüchliche Befunde aus der Bildgebung, aus genetischen Studien, aber auch aus klinisch-therapeutischen Studien aufklären ließen (Mataix-Cols et al., 2005).

Positive und negative Feedbackschleifen scheinen eine zentrale Rolle zu spielen

Die Wirkung von Psychotherapie auf das Gehirn war in der OCD-Forschung sehr früh ein Thema. Eine der ersten Studien, die überhaupt mit bildgebenden Verfahren durchgeführt wurden, um Therapieeffekte nachzuweisen, fand bereits 1992 im Bereich der kognitiven Verhaltenstherapie von Zwangsstörungen statt (Baxter et al., 1992). Es liegen trotzdem bis heute insgesamt nur wenige bildgebende Outcome-Studien zur Psychotherapie mit Zwangspatienten vor. Baxter et al. (1992) fanden eine erhöhte Aktivierung im rechten Nucleus caudatus, welche sich nach Therapie sowohl bei der mit Psychopharmaka (Fluoxetin) als auch bei der mit kognitiver Verhaltenstherapie erfolgreich behandelten Gruppe (Responder) normalisierte. Nakatani et al. (2003) replizierten diesen Befund in einer Einzelfallstudie (Behandlung nur mit VT). Ähnliche Befunde erbrachten auch Schwartz et al. (1996), wobei sich hier die Normalisierung auf den

Nucleus caudatus beidseitig bezog. Eine PET-Vergleichsstudie zwischen einer verhaltenstherapeutisch behandelten (N = 18) und einer mit Fluoxetin (N = 9) behandelten Gruppe erwachsener Zwangspatienten (Brody et al., 1998) machte deutlich, dass ein höherer Metabolismus im Bereich des linken orbitofrontalen Kortex (OFC) mit einem besseren Behandlungsergebnis einherging. Diese positive Korrelation zwischen dem Pre-Treatment-Metabolismus im linken OFC und der prozentualen Reduzierung des Y-BOCS-Scores fand sich nur für die VT-Gruppe. Bei der pharmakologisch behandelten Gruppe war das Gegenteil der Fall: ein geringerer Metabolismus vor Behandlung sagte hier ein besseres Ergebnis voraus. Wenn es zutrifft, dass eine ausgeprägtere Symptomatik mit einer ausgeprägteren OFC-Aktivierung korreliert ist (Swedo et al., 1989), so lässt sich damit vielleicht sogar eine praktische Indikationsaussage ableiten: Bei Patienten mit gravierender Symptomatik sollte man sich zumindest nicht auf Medikamente allein verlassen.

Mehr Studien als zur Verhaltenstherapie (andere Formen der Psychotherapie wurden unseres Wissens mit bildgebenden Verfahren nicht untersucht; eine Übersicht hierzu bei Schiepek et al., im Druck) liegen zur Pharmakotherapie von Zwangsstörungen vor (vgl. Zurowski et al., 2005). Insbesondere die Wirksamkeit von Psychopharmaka, die eine präsynaptische Wiederaufnahme des in den synaptischen Spalt freigesetzten Serotonins verhindern sollen (sog. Selektive Serotonin Reuptake Inhibitors, SSRI), ist in zahlreichen kontrollierten Studien belegt worden (Mavrogiorgou & Hegerl 1998; Zurowski et al., 2005). Es gibt Hinweise, dass im orbitofrontalen Kortex erst nach einer achtwöchigen Gabe von SSRI die extrazelluläre Serotonin-Konzentration deutlich ansteigt (Hegerl et al., 2002). Dies könnte den späten Wirkungseintritt von SSRI bei Zwangsstörungen (im Gegensatz zu depressiven Erkrankungen) erklären. Gegen eine dominierende Rolle des serotonergen Systems spricht allerdings, dass ein Teil der Zwangspatienten nicht auf SSRI anspricht und viele nur eine Abschwächung der Zwangssymptome zeigen.

Aufgrund von Familienstudien bei Zwangserkrankten lässt sich im Vergleich zur gesunden Normalbevölkerung für Angehörige ersten Grades ein 3- bis 12-fach erhöhtes Risiko feststellen, an einer Zwangsstörung zu erkranken (vgl. Nestadt et al., 2000a; Kordon et al., 2006). Zwillingsstudien ergaben eine höhere Konkordanzrate bei eineiigen Zwillingen (53 bis 87 %) im Vergleich zu zweieiigen Zwillingen (22 bis 47 %). Aufgrund von Segregationsanalysen[2] von Familien, in denen sich eine eindeutige familiäre Transmission findet, wird ein gemischtes Transmissionsmodell vermutet. Dieses Modell legt nahe, dass neben einem Hauptgen verschiedene andere

---

2 Segregationsanalysen versuchen mit mathematischen Modellen zu bestimmen, ob Vererbung bei der Ätiologie einer Erkrankung eine Rolle spielt.

Bei einem frühen Erkrankungsbeginn scheinen genetische Faktoren eine bedeutsame Rolle zu spielen

Gene die Ausprägung von Zwangsphänomenen beeinflussen (Pauls & Alsobrook, 1999). Vor allem bei einem frühen Erkrankungsbeginn (early-onset) scheinen genetische Faktoren eine bedeutsame Rolle zu spielen (Hegerl et al., 2002). Patienten, die bei Erkrankungsbeginn jünger als 18 Jahre waren, scheinen ein doppelt so hohes familiäres Risiko zu haben wie erwachsene Patienten (Nestadt et al., 2000b).

Bei einer Untergruppe von Zwangspatienten scheinen Infektionen mit ß-hämolisierenden Streptokokken der Gruppe A über parainfektiöse immunologische Prozesse eine pathogenetische Rolle zu spielen (Leonard & Swedo, 2001). Die Störung soll abrupt beginnen und der Erkrankungsbeginn zwischen dem dritten Lebensjahr und der Pubertät liegen. In Verbindung mit akuten Streptokokkeninfektionen soll es zu einer Verstärkung der Symptomatik kommen. Neben Zwangssymptomen können auch Tic-Störungen und andere neurologische Auffälligkeiten (z. B. choreiforme Bewegungen) auftreten. Als zugrunde liegender Pathomechanismus wird vermutet, dass Antikörper, die durch die Streptokokkeninfektion entstanden sind, mit Nervenzellen im Bereich der Basalganglien reagieren und diese dadurch schädigen. Deswegen wird dieses Störungsbild PANDAS (Pediatric autoimmune neuropsychiatric disorder associated with streptococcal infections) genannt. Je nach Schädigungsmuster kommt es dann zur Ausbildung der neurologischen bzw. der Zwangssymptomatik (Hegerl et al., 2002).

Zusammenfassung

Die Weiterentwicklung der funktionelle Bildgebung (fMRT, PET, SPECT) hat in den letzten 10 Jahren auch in der OCD-Forschung ein vermehrtes Interesse an neurobiologischen Veränderungen wachgerufen. Gegenwärtig wird eine Störung des kortiko-striato-thalamo-kortikalen Regelkreises und seiner positiven und negativen Feedbackschleifen postuliert. Verschiedene Studien haben gezeigt, dass sich sowohl unter Gabe von SSRI wie auch bei kognitiver Verhaltenstherapie (incl. Reizkonfrontation) die Aktivität der betroffenen Hirnareale normalisiert. Da die Zwangsstörung eine heterogene Gruppe sich überscheidender Syndrome darstellt, wird in neueren Studien eine Differenzierung der untersuchten Probanden gefordert. Bei den Early-onset-Patienten erscheint eine genetische Disposition wahrscheinlich, wobei bisher noch keine spezifischen Gene identifiziert werden konnten.

3 Multimodales Vorgehen bei Zwangsstörungen

3.1 Bisherige Behandlungsansätze mit familientherapeutischen Interventionen

In der psychotherapeutischen Literatur werden verschiedene Konzepte diskutiert, wie Angehörige von Zwangspatienten in den therapeutischen Prozess eingezogen werden können. Freeman et al. (2003) beschreiben bei vorpubertären Zwangspatienten ein charakteristisches Syndrom, das sich von Late-onset-Patienten unterscheidet. Es werden gehäuft reine Zwangshandlungen ohne Zwangsgedanken und eine starke Rückversicherungstendenz beobachtet. Aufgrund des Alters der Patienten und des starken Einbezugs der Eltern in die Zwangsrituale empfehlen die Autoren für vorpubertäre Early-onset-Patienten und ihre Eltern eine kognitive Verhaltenstherapie, die sich aus sechs Bausteinen zusammensetzt:

- Die Eltern werden über das Störungsbild ihrer Kinder aufgeklärt. Sie werden geschult, wie sie mit den kindlichen Zwangsbefürchtungen umgehen sollen.
- Mit der Familie wird ein Verhaltensmodifikationsplan erarbeitet, der sämtliche problematischen Verhaltensweisen des Kindes beinhaltet.
- Eltern und Kinder stellen gemeinsam eine Angsthierarchie auf und integrieren die Exposition mit Reaktionsverhinderung in den Verhaltensmodifikationsplan.
- Das Kind erlernt ein Entspannungsverfahren und eine Skala zur Einschätzung der Angstintensität.

Durch dieses Therapieprogramm soll die Anpassung der Familie an die Zwangssymptomatik reduziert, Kritik und Feindseligkeit gegenüber dem zwangserkranktem Kind abgebaut und die Problemlösekompetenz der Familie gesteigert werden. Das Ziel der kognitiven Umstrukturierung ist eine Externalisierung der Zwangsstörung, d. h. die Zwangsstörung wird vom Kind als eine Erkrankung erlebt, auf die es Einfluss nehmen kann. In einer Pilotstudie konnten die Autoren mit diesem Therapieprogramm eine durchschnittliche Y-BOCS-Reduktion[3] von 26 auf 3 Skalenpunkte erreichen. An

3 Y-BOCS: Yale-Brown Obsessive-Compulsive Scale, Inventar zur Erfassung der Schwere der Zwangssymptomatik von Goodman et al. (1989a).

der Studie nahmen vier zwangskranke Kinder (Alter 4 bis 11 Jahre) und ihre Eltern teil. Es wurden 12 Sitzungen innerhalb von 14 Wochen durchgeführt (die ersten beiden Sitzungen nur mit den Eltern, die restlichen gemeinsam mit den Kindern). Die Compliance der Familien sei sehr gut gewesen, Therapieabbrüche habe es keine gegeben. Bei einer telefonischen Nachuntersuchung nach 3 Monaten sei der Therapieerfolg unverändert geblieben.

Auch Barret et al. (2002) sehen die Notwendigkeit des Einbezugs der Eltern von Zwangspatienten. Sie untersuchten Videomaterial, das die Interaktion von Familien mit zwangskranken Kindern zeigte. Sie verglichen die Videoaufnahmen mit Familien, in denen das Kind eine andere bzw. keine klinische Diagnose hatte. Die Autoren kamen zu dem Schluss, dass Eltern zwangskranker Kinder weniger Vertrauen in die Fähigkeiten ihrer Kinder hätten und die Autonomieentwicklung weniger unterstützen würden. Außerdem würden diese Familien konstruktive Problemlösestrategien seltener anwenden.

Steketee und van Noppen (2003) empfehlen neben der kognitiven Verhaltenstherapie für Zwangspatienten zusätzlich Psychoedukation für Angehörige und ein Kommunikationstraining für die ganze Familie. Ihr Vorgehen hat folgende Ziele: Angehörige sollen über die biologischen, psychologischen und sozialen Aspekte der Zwangsstörung aufgeklärt werden. Dadurch sollen dysfunktionale Einstellungen gegenüber dem Patienten korrigiert werden. Angehörige, die sich in das Zwangssystem des Patienten einbinden lassen und Rückversicherungen geben, erfahren, dass dieses Verhalten die Zwangsstörung aufrechterhält. Die neuen Informationen sollen die Angehörigen ermutigen, sich besser abzugrenzen. Den Angehörigen werden konkrete Strategien beigebracht, wie sie gegenüber dem Zwangspatienten Grenzen setzen können, z. B. wird ihnen empfohlen, sich auf den Therapeuten zu beziehen, der in seiner Rolle als Experte eine Abgrenzung in spezifischen Situationen „verordnet" hat. Darüber hinaus kann die Familie Verträge aushandeln, für deren Einhaltung alle Familienmitglieder verantwortlich sind. Diese Verträge regeln die Grenzen der Verantwortlichkeit des Einzelnen sowie die Exposition mit Reaktionsverhinderung. Um feindseliges Verhalten gegenüber dem Patienten zu reduzieren, werden potenzielle Auslöser hierfür identifiziert und bearbeitet. Die Familie wird über den zu erwartenden Therapieverlauf und die Auswirkungen der therapeutischen Interventionen informiert. Dies betrifft vor allem das Expositionstraining[4] und die damit verbundene vorübergehende Spannungs- und Angstzunahme beim Patienten. Es werden nur Familienmitglieder in die Therapie eingebunden, die kooperativ und empathisch er-

4 Unter Exposition ist ein verhaltenstherapeutisches Verfahren zu verstehen, bei dem der Patient direkt mit einer realen oder imaginierten Darbietung eines aversiven oder angstauslösenden Reizes konfrontiert wird. Synonym wird im Folgenden der Begriff Reizkonfrontation verwendet.

scheinen. Emotionales Überengagement und Impulsivität von Seiten der Angehörigen sollten therapeutisch unterbunden werden. Ein Kommunikationstraining und Rollenspiele können der Familie helfen, problematische Situationen zu antizipieren, abwertende Kommentare zu unterlassen und die eigene Problemlösekompetenz zu steigern. Die Autoren ergänzen, dass vor allem Angehörige, die selbst unter Zwängen oder zwanghaften Persönlichkeitszügen leiden, diese Unterstützung benötigen. Die Interventionen erfordern zwar mehr Zeit als eine konventionelle Verhaltenstherapie, würden sich aber vor allem bei therapieresistenten Fällen als besonders hilfreich erweisen. Sie geben allerdings zu bedenken, dass es in der Literatur keine aktuellen Nachweise für die Effektivität einer psychoedukativen Vorgehensweise bei Zwangsstörungen gibt. Sie rechtfertigen ihr therapeutisches Konzept durch die Ergebnisse vorausgegangener Untersuchungen, die jedoch inkonsistent und teilweise auch widersprüchlich waren.

Waters et al. (2001) untersuchten in ihrer Studie an 7 Zwangspatienten (Alter zwischen 10 und 14 Jahren) die Effektivität einer 14-wöchigen ambulanten kognitiv-behavioralen Familientherapie. Die Behandlung setzte sich zusammen aus einer kognitiv-behavioralen Einzeltherapie, einem Kompetenztraining für die Eltern und einem Arbeitsbuch für die jeweilige Altersklasse (Kind, Jugendlicher, Erwachsener). Die wöchentlich durchgeführten Sitzungen dauerten 90 Minuten und beinhalteten 45 Minuten Einzeltherapie für das zwangskranke Kind, 30 Minuten Kompetenztraining für die Eltern und 15 Minuten Besprechungszeit mit der Familie für die Hausaufgaben. Die Einzeltherapie der Kinder beinhaltete: Psychoedukation (1 Sitzung), kognitives Training und Angstmanagement (Sitzung 2 bis 5), das Erstellen einer Stimulushierarchie für jedes Symptom (Sitzung 2 bis 6) und eine graduierte Exposition mit Reaktionsverhinderung (Sitzung 6 bis 14). Das Kompetenztraining der Eltern setzte sich aus folgenden Bausteinen zusammen: Bildung eines familiären Behandlungsteams, Aufklärung über die Zwangsstörung, Verstärken von erwünschtem Verhalten, Unterstützung durch die Eltern bei Entspannungsübungen des Kindes, Abbau der familiären Anpassung an Zwangssymptome, Umgang der Eltern mit kindlichen Ängsten, Ermutigung der Familie zur Reizexposition mit Reaktionsverhinderung und Problemlösetraining. Bei allen Familien wurde eine signifikante Abnahme der familiären Anpassung an die Zwangssymptomatik beobachtet. 6 der Teilnehmer erfüllten nach der Behandlung nicht mehr die DSM-IV-Kriterien für eine Zwangsstörung. In der Children's Yale-Brown Obsessive-Compulsive Scale (CY-BOCS[5], Berg 1989) kam es zu einer durchschnittlichen Symptomreduktion um 60 %. Da aber eine Kontrollgruppe fehlte, erlauben die Ergebnisse keine zuverlässigen Aussagen, inwieweit die Erfolge auf die einzelnen Therapiebausteine zurückzuführen sind.

---

5 Die CY-BOCS stellt eine Adaptation der Y-BOCS zur standardisierten Erfassung des Schweregrades kindlicher Zwänge dar (siehe Anhang, Seite 152).

Grunes et al. (2001) untersuchten die Effektivität kognitiv-behavioraler Einzeltherapie in Kombination mit Gruppentherapie für Angehörige im Vergleich zur reinen Einzeltherapie. An der Gruppentherapie konnten nur volljährige Angehörige eines Zwangspatienten teilnehmen, die mindestens zwei Jahre mit dem Patienten zusammengelebt hatten. Die Patienten waren von der Gruppentherapie ausgeschlossen. Die manualisierte Gruppentherapie für die Angehörigen ging über 8 Wochen, fand wöchentlich statt und dauerte 90 Minuten pro Sitzung. Die 8 Sitzungen waren folgendermaßen aufgebaut: Erste Sitzung: Aufklärung über das Krankheitsbild und die Ziele der Gruppentherapie. Zweite Sitzung: Abgrenzung der Zwangsstörung gegenüber zwanghaftem Verhalten und der zwanghaften Persönlichkeitsstörung. Dritte Sitzung: Vermittlung von verhaltenstherapeutischen Prinzipien und medikamentösen Behandlungsmöglichkeiten. Anschließende Diskussion, welche Auswirkungen die Zwangsstörung auf die Familie hat, und an welchen Symptomen bis zur nächsten Sitzung mit dem Patienten gearbeitet werden könnte. Vierte bis siebte Sitzung: Nachbesprechung, ob die Patienten bereit waren, an den in der vorangegangenen Gruppensitzung festgelegten Symptomen zu arbeiten. Wenn ja, was waren die Konsequenzen? Finden neuer Symptome, an denen gearbeitet werden könnte. Achte Sitzung: Zusammenfassung des Therapieverlaufs und Diskussion der Möglichkeit einer Teilnahme an Selbsthilfegruppen oder der Einzeltherapie des Patienten. Es nahmen insgesamt 28 Patienten-Angehörigen-Paare teil, jeweils 14 in der Kombinationsgruppe (Einzeltherapie für den Patienten und Gruppentherapie für die Angehörigen) und 14 nur mit Einzeltherapie. 25 der 28 Patienten bekamen wöchentliche Sitzungen von 45 Minuten, 2 bekamen einmalig 90 Minuten, einer dreimalig 90 Minuten. In allen Einzeltherapien wurde ein Expositionstraining mit Reaktionsverhinderung durchgeführt. Unter den Patienten waren 6 Kinder im Alter zwischen 11 und 16 Jahren. Alle anderen waren erwachsene Zwangspatienten. 21 der 28 Patienten hatten zuvor bereits eine mindestens sechsmonatige erfolglose Verhaltenstherapie absolviert und wurden somit als therapierefraktär eingestuft.

Signifikante Unterschiede zwischen der Kombinationstherapie und der Kontrollgruppe zeigten sich in der Y-BOCS, in der Overvalued Ideas Scale (OVIS) und im Beck Depression Inventory (BDI-II). In der Kombinationsgruppe kam es zu einer Y-BOCS-Reduktion von 26 %, in der Kontrollgruppe lediglich von 9 %. Durch die Teilnahme der Angehörigen an der Gruppentherapie verringerte sich ihre Angst und Depressivität. Die in der Beziehung wahrgenommene Kritik verbesserte sich nur aus der Sicht der Angehörigen, nicht aber aus Sicht der Patienten. Sieben Angehörige brachen die Gruppentherapie ab. Die Autoren betonen, dass selbst bei den als therapierefraktär eingestuften Patienten durch zusätzliche Schulung der Angehörigen im Rahmen einer achtwöchigen Gruppentherapie sowohl eine Symptomreduktion wie auch eine Verbesserung der Beziehung aus

Sicht der Angehörigen erreicht werden konnte. Zu dieser Studie ist kritisch anzumerken, dass aufgrund des Ausschlusses der Patienten aus der Gruppentherapie eine direkte Bearbeitung der Kommunikationsmuster unter den Familienangehörigen nicht möglich war. Außerdem wird nicht beschrieben, welche Interventionen außer dem Expositionstraining in der Einzeltherapie durchgeführt wurden.

Van Noppen et al. (1997) verglichen die Effektivität und die Kosten einer zehnwöchigen Einzeltherapie mit denen einer zehnwöchigen Patienten-Gruppentherapie (PGT) und einer zehnwöchigen Familien-Gruppentherapie (FGT). Die Gruppenstärke betrug ca. sechs Patienten, in der Familiengruppe waren zusätzlich Partner bzw. Eltern dabei. Die beiden Gruppentherapien waren teilweise manualisiert und wurden von einem Therapeuten und einem Co-Therapeuten geleitet. In allen drei Settings fand Expositionstraining mit Reaktionsverhinderung statt. An der PGT nahmen 17 Patienten im Alter zwischen 17 und 66 Jahren, an der FGT 19 Patienten im Alter von 12 bis 60 Jahren teil. Die Gruppen fanden über einen Zeitraum von 10 bis 12 Wochen einmal wöchentlich statt und dauerten jeweils zwei Stunden. In beiden Gruppen wurde den Patienten Selbsthilfeliteratur empfohlen, um ihr Störungsbild und die Therapiestrategien besser zu verstehen. Die Gruppenleiter demonstrierten In-vivo-Expositionen und gaben spezifische Instruktionen zum Reaktionsmanagement. Am Ende jeder Sitzung suchte sich jeder Patient eine Hausaufgabe aus, die er bis zur nächsten Sitzung üben wollte. In sechs Follow-up-Booster-Sessions, die einmal pro Monat stattfanden und jeweils zwei Stunden andauerten, wurde der Therapiefortschritt eines jeden Patienten besprochen. Außerdem wurde über weitere Übungsmöglichkeiten und Problemlösungen diskutiert.

In der FGT wurden zusätzlich die Reaktionen der Angehörigen auf und die Einbindung der Angehörigen in die Zwangssymptomatik besprochen. Außerdem wurden Vereinbarungen zwischen dem Patienten und seinen Angehörigen bezüglich des Expositionstrainings getroffen. Die Angehörigen konnten sich über Coping-Strategien im Umgang mit der Zwangssymptomatik austauschen. Wann immer möglich, wurde das Expositionstraining innerhalb der Gruppentherapie durchgeführt.

Es wurden die Y-BOCS-Werte vor und nach der Therapie sowie nach einem Jahr verglichen. Die Autoren fanden, dass die Symptomreduktion der beiden Gruppentherapien vergleichbar mit der Einzeltherapie war (durchschnittliche Y-BOCS-Reduktion von 23,9 auf 16,6 in der PGT, von 23,9 auf 15,6 in der FGT). Im Follow-up schnitten die Teilnehmer der Familien-Gruppentherapie etwas besser ab als die Teilnehmer der Patienten-Gruppentherapie (14,5 vs. 15,2). Die Autoren weisen auch auf die deutlich niedrigeren Kosten der Gruppentherapien hin: Bei der Familien-Gruppentherapie investierte das Therapeutenteam im Durchschnitt 4,4 Stunden pro Patient, bei der Patienten-Gruppentherapie 4,7 Stunden, bei der konventionellen Einzeltherapie benötigte man 10 bis 18 Stunden. Einschränkend wird von den Autoren angemerkt, dass die Therapiegruppen nicht randomisiert waren, keine standardisierten diagnostischen Interviews durchgeführt wurden und während des Follow-up-Zeitraums möglicherweise weitere Therapien stattgefunden haben. Veränderungen in den familiären Beziehungen während der Therapie hätten keinen prognostischen Effekt auf das Therapieergebnis gehabt.

Neben den beschriebenen Untersuchungen, die eine kognitiv-behaviorale Therapie des Patienten mit Psychoedukation der Angehörigen kombinieren, beschränkt sich Nardone (1997) auf einen individuumsbezogenen Ansatz. Er propagiert in seiner „Systemischen Kurzzeittherapie" im Wesentlichen paradoxe Interventionen (Verwirrung, Symptomverschreibung), Reframing von symptombezogenem Verhalten und positive Verstärkung erwünschten Verhaltens. Der Behandlungsablauf besteht aus fünf „Stadien". Im ersten Stadium soll positives Reframing eine Neudefinition der Zwangsrituale ermöglichen und den Patienten zum Nachdenken über die Funktionalität seiner Symptomatik anregen. Im zweiten Stadium werden dem Patienten durch „hypnotische Suggestion" (Nardone 1997, S. 87) eine feste Anzahl von Symptomwiederholungen verschrieben, die er ausführen soll, sobald sich bei ihm Zwangsimpulse einstellen. Außerdem soll der Patient sich täglich eine halbe Stunde lang die schlimmsten Zwangsbefürchtungen vorstellen. Durch diese Art der Symptomprovokation soll der innere Widerstand gegenüber den Zwangsbefürchtungen reduziert werden. Im weiteren Verlauf wird die gedankliche Beschäftigung mit den schlimmsten Zwangsbefürchtungen sukzessiv von einer halben Stunde auf wenige Minuten (über den Tag verteilt) reduziert, die Anzahl der verordneten Imaginationen bei auftretenden Zwangsimpulsen dagegen schrittweise erhöht. Die Patienten werden instruiert, ihre Mitmenschen zu beobachten, um die Aufmerksamkeit nicht auf die Zwängsbefürchtungen zu richten. Im vierten Stadium sollen sog. Gegenrituale (Nardone 1997, S. 89) einen Übergang in eine neue (zwangsfreie) Lebensphase ermöglichen. Diese Gegenrituale bestehen letztlich aus Konfrontationen mit zwangsauslösenden Stimuli. Erst im fünften Stadium der Therapie wird der Patient über den Sinn der paradoxen Interventionen aufgeklärt. Der Autor betont den Stellenwert suggestiver Kommunikation für den Erfolg seiner Kurzzeittherapie. Eine ausführliche Aufklärung über die Diagnose, Psychoedukation der Angehörigen sowie Transparenz bezüglich der angewandten Interventionen und Effektivitätskriterien sind bei diesem Vorgehen nicht gegeben. Das Vorgehen unterscheidet sich deutlich von gängigen verhaltenstherapeutischen Therapieverfahren, da ein Expositionstraining mit Reaktionsverhinderung fehlt und dem Patienten kein plausibles Störungsmodell zu Beginn der Therapie vermittelt wird. Auch der systemisch-kommunikationsorientierte Zugang bleibt fragwürdig, da keine Angehörigen in die Therapie einbezogen werden.

Nach kritischer Durchsicht der Literatur zu familientherapeutischen Interventionen bei Zwangsstörungen fällt auf, dass hierzu die meisten Publikationen im US-amerikanischen Sprachraum zu finden sind. Es gibt keine kontrollierten Studien, welche die Überlegenheit familientherapeutischer Interventionen gegenüber der Einzeltherapie belegen würden. So kann man davon ausgehen, dass die kognitv-behaviorale Verhaltenstherapie und das Expositionstraining mit Reaktionsverhinderung nach wie vor als Mittel der Wahl zu sehen sind. Allerdings scheint eine Kombination dieser Verfahren mit der Psychoedukation von Angehörigen vor allem dann sinnvoll, wenn die Angehörigen unter der Symptomatik des Patienten leiden bzw. stark involviert sind. Dies ist besonders bei zwangskranken Kindern der Fall. Bestehen gravierende Konflikte zwischen dem Patienten und seinen Angehörigen, so wird eine reine Psychoedukation nicht ausreichend sein. In solchen Fällen empfiehlt sich eine Paar- bzw. Familientherapie, welche die Kommunikations- und Interaktionsmuster verändert und so eine dauerhafte Symptomreduktion ermöglicht. Insofern ist eine bloße Symptomreduktion am Ende einer Therapie kein ausreichendes Maß für den Therapieerfolg. Erst Langzeitstudien könnten zeigen, ob familientherapeutische Interventionen dauerhaft zu einer Symptomreduktion führen.

Zusammenfassung

Die meisten familientherapeutischen Behandlungsansätze in der Literatur empfehlen Familiengespräche mit psychoedukativem Schwerpunkt. Die Angehörigen werden über das Störungsbild aufgeklärt und angeleitet, sich gegenüber der Zwangssymptomatik abzugrenzen. Mit dem Patienten werden Hausaufgaben vereinbart, durch die er den Abbau seiner Zwangssymptomatik trainieren soll. Der Familie wird erklärt, wie sie den Betroffenen in der jeweiligen Übungssituation unterstützen kann und welches Verhalten kontraproduktiv ist. Wichtig erscheint entsprechend der „High Expressed Emotions" die Reduktion von emotionalem Überengagement. Hierzu eignet sich ein Kommunikationstraining und das Einüben von Problemlösekompetenzen durch Rollenspiele. Die Effektivität von familien- oder paartherapeutischen Manualen für Zwangsstörungen konnte bisher nicht wissenschaftlich belegt werden.

Aufklärung und Psychoeduktion erscheinen sinnvoll, um Patienten und Angehörige über das Störungsbild zu informieren. Es bleibt offen, ob durch ein manualisiertes Vorgehen eine Zwangsstörung erfolgreich behandelt werden kann oder ob dazu eine individuelle Fallkonzeption mit entsprechender zeitlicher Passung der ausgewählten Interventionen notwendig ist. Weitere kontrollierte randomisierte Katamnesestudien mit größeren Fallzahlen wären notwendig, um die in der Literatur postulierte Überlegenheit von familien- und paartherapeutischen Manualen empirisch zu belegen.

3.2 Multimodaler verhaltenstherapeutischer Ansatz in der Psychosomatischen Klinik Windach

In der Psychosomatischen Klinik Windach werden Zwangspatienten nach einem multimodalen verhaltenstherapeutischen Konzept behandelt. Das Grundgerüst der Therapie besteht aus kognitiv-behavioraler Einzeltherapie und hochfrequenter Gruppentherapie in einer Indikationsgruppe für Zwangsstörungen. Die Gruppentherapie ermöglicht einen intensiven Austausch unter den Patienten. Dadurch kann ein Kohärenzgefühl aufgebaut werden, das besonders für sozial isolierte Patienten wichtig ist. Das Einüben neuer sozialer und kommunikativer Fertigkeiten wird durch das Gruppenkonzept erleichtert. Optional werden zusätzlich ein Selbstsicherheitstraining, Körpertherapie, Gestaltungstherapie und ein Wahrnehmungstraining angeboten. Diese Therapiemaßnahmen werden individuell auf den einzelnen Patienten abgestimmt. Familien- und paartherapeutische Interventionen finden idealtypisch zu Beginn der Therapie zur Erhebung der Fremdanamnese, am Ende der Floodingzeit[6] und vor Entlassung statt. Eine stationäre Therapie nach diesem Konzept benötigt meist eine Behandlungsdauer von ca. 9 bis 11 Wochen.

Eine stationäre Verhaltenstherapie bei Zwängen dauert in der Regel 9 bis 11 Wochen

Die Patienten werden bei Anmeldung zur stationären Therapie über die Notwendigkeit der Symptomkonfrontation schriftlich informiert. In der Einzeltherapie werden die Zusammenhänge zwischen der Zwangssymptomatik und den lebensgeschichtlichen Hintergründen erarbeitet. Parallel dazu werden die Patienten von Anfang an durch sog. Standardübungen mit ihrer Zwangssymptomatik konfrontiert. Indem sie versuchen, auf Teilbereiche ihrer Zwänge zu verzichten, können sie die wichtige Erfahrung machen, dass ihre Angst und Anspannung auch ohne Zwangsrituale nachlässt. Diese Übungen stellen eine wichtige Vorbereitung auf die Floodingzeit dar und lassen häufig erkennen, wie motiviert Patienten sind, an ihren Zwängen zu arbeiten.

Das Flooding ist ein massives Expositionstraining

Das Flooding (engl. to flood = überfluten) ist ein massives Expositionstraining, bei dem der Patient sich täglich den schwierigsten zwangsauslösenden Situationen stellt, ohne jedoch seinen Zwängen nachzugeben. Die Floodingzeit dauert meistens zwei Wochen und beginnt in der Regel drei Wochen nach stationärer Aufnahme. Voraussetzung für das Flooding ist die Bereitschaft des Patienten, sich mit zwangsauslösenden Reizen zu konfrontieren und die damit verbundenen Gefühle zuzulassen.

Die im Flooding durchzuführenden Übungen werden vorher mit dem Patienten besprochen und in einem Vertrag aufgezählt. Dieser Vertrag dient dem Patienten, wie auch dem Therapeuten zur Überprüfung des Thera-

6 In der Floodingzeit, die ca. 14 Tage dauert, macht der Patient täglich Expositionsübungen und versucht auf seine Zwänge zu verzichten.

piefortschrittes. Er regelt den Beginn und das Ende des Floodings, die Frequenz der einzelnen Übungen (z. B. 2-mal täglich) und betont die Verpflichtung des Patienten, sich Hilfe zu holen, anstelle den Zwängen nachzugeben. Die Floodingübungen werden möglichst alltagsnah gestaltet: Alles, was dem Zwangspatienten schwer fällt und er bisher vermieden hat, muss eingeübt werden.

Viele Zwangspatienten haben Schwierigkeiten, ihre Emotionen wahrzunehmen

Viele, gerade junge Zwangspatienten (early-onset) haben Schwierigkeiten, ihre Emotionen wahrzunehmen und zu benennen. Emotionen erleben sie vor allem als unangenehme körperliche Anspannung. Für diese Patienten wird ein sog. Wahrnehmungstraining angeboten. Über die detaillierte Beobachtung und Beschreibung der Körperwahrnehmung soll der emotionale Zugang verbessert und eine Sprache für Emotionen eingeübt werden. Diese Übungen finden in Gruppen statt.

Die Basis des Konzeptes bildet die verhaltenstherapeutische Gruppentherapie. Therapeut und Co-Therapeut leiten gemeinsam die Gruppentherapie, stehen im engen Austausch miteinander und führen auch Paar- und Familiengespräche gemeinsam durch. Idealerweise besteht das „Therapeutenpaar“ aus einem weiblichen und einem männlichen Therapeuten. So kann der Patient bei schwierigen Themen seinen Ansprechpartner auswählen. Hinter einer Zwangsstörung kann sich z. B. ein sexueller Missbrauch verbergen, der von einer Patientin gegenüber einer Therapeutin oft leichter thematisiert werden kann (siehe Fallbeispiele in Kapitel 5.4). Ein Co-Therapeut ist ein Fachkrankenpfleger für Psychiatrie, der eine verhaltenstherapeutische Weiterbildung durchlaufen hat. Er unterstützt die Patienten u. a. bei Flooding-Übungen und begleitet sie zum Heimflooding.

In der Gruppentherapie wird wöchentlich die Symptomentwicklung anhand des Y-BOCS-Verlaufes (Hand & Büttner-Westphal 1991, Büttner-Westphal & Hand 1991) besprochen (Y-BOCS-Fragebogen und -Symptom-Checkliste, vgl. Anhang Seite 159 und Seite 154). Außerdem berichten die Patienten in diesem Termin anhand einer Checkliste, woran sie gerade arbeiten und was sie aus ihrer Sicht bisher erreicht haben. Durch diesen wöchentlichen Zwischenbericht soll die Gruppe über den einzelnen Patienten besser informiert und die Gruppenkohäsion gestärkt werden. In einem anderen Gruppentermin berichten die Patienten, welche emotionalen Erfahrungen sie bei Konfrontationsübungen gemacht haben und wie es ihnen gelungen ist, auf ihre Zwänge zu verzichten. Die Konfrontationsübungen sollen mit Hilfe von Selbstbeobachtungsbögen protokolliert werden. Beim Protokollieren soll besonders auf die emotionalen Reaktionen geachtet werden.

In weiteren Gruppenterminen werden Rollenspiele durchgeführt, um neue Interaktionsmuster einzuüben. Dabei geht es häufig um adäquate Abgrenzung und Aggressionsäußerung in Konfliktsituationen. Es werden auch

Beispielvertrag bei HIV-Infektionsängsten und daraus resultierenden Waschzwängen (angelehnt an Hauke, 1998)

Während der Floodingzeit verzichte ich auf jegliche Zwangshandlungen. In den nächsten 14 Tagen (vom … bis … …) werde ich mich mit folgenden Übungen konfrontieren:

- Ich werde meine Hände nur noch nach dem Toilettengang waschen (max. Dauer 1 Minute incl. Abtrocknen).
- Ich werde täglich öffentliche Toiletten benutzen.
- Ich werde meine Oberbekleidung nur einmal pro Woche wechseln.
- Ich verzichte auf jegliche Desinfektionsmittel.
- etc.

Folgende Risikoübungen werde ich mindestens jeden zweiten Tag durchführen:

- Ich besuche eine AIDS-Ambulanz, spreche mit HIV-Positiven und trinke einen Cafe in der Cafeteria der Ambulanz.
- 2-mal täglich berühre ich mit meinen Handflächen den Teppichboden in meinem Patientenzimmer und fahre mir danach durch die Haare.
- Ich halte mich in Gegenwart meines Therapeuten in der medizinischen Zentrale auf, wo Blutabnahmen durchgeführt werden.
- etc.

Da während der Floodingzeit üblicherweise starke Spannungszustände auftreten, werde ich mich bei Bedarf an das therapeutische Personal wenden.

Zusätzliche Übungen können nachträglich in den Vertrag aufgenommen werden.

Alltagsrelevante Teile dieses Vertrages werden in einen Erhaltungsvertrag ohne zeitliche Befristung aufgenommen.

____

Datum und Unterschrift des Patienten

Skulpturen gestellt, in denen z. B. die Lebenssituation des Patienten vor der Klinikeinweisung in Szene gesetzt wird. Durch die Skulptur werden das Lebensgefühl und die interpersonellen Konflikte des Patienten auch im Klinikkontext erlebbar gemacht. Familienskulpturen können problematische Lernerfahrungen, familiäre Verstrickungen und emotionale Konflikte aufdecken (siehe Kapitel 4.6).

Bei vielfältigen Defiziten in der sozialen Kompetenz (z. B. Schwierigkeiten beim Abgrenzen, beim Verbalisieren von Ärger und Wut, beim Stellen von Forderungen, beim Formulieren von Wünschen etc.) wird ein vierwöchiges Selbstsicherheitstraining in einer optionalen Gruppentherapie angeboten. Dieses beinhaltet Referate vor der Gruppe, Rollenspiele mit Videofeedback und Shame-attack-Übungen[7] außerhalb der Klinik.

Da Zwangspatienten oft einen erschwerten Zugang zu ihren Emotionen haben und zum Rationalisieren neigen, stellen erlebnisorientierte Interventionen (Familienskulptur, Körpertherapie, Gestaltungstherapie) wichtige Therapiebausteine dar.

Familien- und Paargespräche sind ein zentraler Bestandteil des multimodalen verhaltenstherapeutischen Konzepts. Die Angehörigen werden, wann immer möglich, am Aufnahmetag zusammen mit dem Patienten exploriert. Dieses Gespräch dient in erster Linie der Fremdanamnese. Durch die Schilderungen der Angehörigen bekommt der Therapeut wichtige Informationen über das Paar- und Familiensystem (siehe Kapitel 4.2). Stellen sich im Laufe der Therapie Beziehungskonflikte heraus, werden die An-

Woche	1	2	3	4	5	6	7	8	9	10
Einzeltherapie	x	x	x	x	x	x	x	x	x	x
Zwangsgruppe (5-mal/Woche)	x	x	x	x	x	x	x	x	x	x
Flooding (Exposition und Reaktionsverhinderung)			x	x						
Paar-/Familiengespräche (optional)		x				x				x
Selbstsicherheitstraining (optional)			x	x	x	x				
Körpertherapie (optional)			x	x	x	x				
Gestaltungstherapie (optional)			x	x	x	x				
Wahrnehmungstraining (optional)		x	x	x	x					

Abbildung 4:
Multimodales Windacher Modell – idealtypische Abfolge der einzelnen Therapiebausteine (modifiziert nach Hauke, 1998)

7 Bei Shame-attack-Übungen werden gezielt peinliche Situationen konstruiert. Dabei soll der Patient die Erfahrung machen, dass er seine Schamgefühle aushalten und überwinden kann. Befürchtete Reaktionen der Umwelt können überprüft und ggf. korrigiert werden.

gehörigen bevorzugt gegen Ende der 14-tägigen Reizüberflutungsphase (Flooding) zum Familien- bzw. Paargespräch eingeladen, da in dieser Zeit bisher unterdrückte Emotionen aufgedeckt werden.

Eine Belastungserprobung im häuslichen Milieu dient der Einschätzung des Therapieerfolges

Nach dem Flooding hat sich eine 2- bis 3-wöchige Entlassung auf Probe in das häusliche Umfeld mit anschließender Wiederaufnahme bewährt. Während der Probeentlassung kann der Patient die in der Klinik erreichte Symptomreduktion alltagsnah überprüfen. Außerdem kann eine intensivere Auseinandersetzung mit den Angehörigen vor Ort stattfinden. Leider wird es aufgrund der Vorgaben der Krankenkassen immer schwieriger, eine Entlassung auf Probe durchzuführen. Deswegen beschränkt sich die Symptomüberprüfung und Belastungserprobung am Wohnort bei den meisten stationären Patienten auf das Wochenende. Tagesklinische Patienten haben hier den entscheidenden Vorteil, dass sie nach der Therapie am Abend in ihr häusliches Umfeld zurückkehren.

Die eigene Wohnung und die darin befindlichen persönlichen Gegenstände haben für viele Zwangspatienten einen sehr hohen Stellenwert bezüglich ihrer Selbstbestimmung. Jegliche Veränderung bzw. Fremdbeeinflussung innerhalb der eigenen Wohnung löst intensive Emotionen und Zwangsimpulse aus. Wann immer möglich, sollte im Flooding das vertraute häusliche Umfeld in Begleitung eines Therapeuten aufgesucht werden (Heimflooding). Der Therapeut sollte sich vor dem Heimflooding die Erlaubnis vom Patienten einholen, dass er aus therapeutischen Gründen persönliche Gegenstände berühren bzw. umstellen darf. Bei diesen Konfrontationsübungen exploriert der Therapeut die emotionale Beteiligung des Patienten und stellt den Bezug zu problematischen Beziehungserfahrungen in der Vergangenheit her.

Durch das Expositionstraining soll einerseits eine Habituation gegenüber zwangsauslösenden Stimuli erreicht werden. Der Patient macht die Erfahrung, dass er unangenehme Emotionen aushalten kann und die damit verbundene Anspannung von alleine nachlässt. In den meisten Fällen können dabei auch Konflikte mit relevanten Bezugspersonen identifiziert werden. An dieser Stelle kann dann die eigentliche Paar- oder Familientherapie ansetzen, die in der Regel poststationär in einem ambulanten Setting weitergeführt werden muss.

Insgesamt dient die stationäre Therapie der Musterunterbrechung. Häufig kann der Patient durch das multimodale Settings nach mehreren Jahren erstmalig die Erfahrung machen, auf seine Zwänge größtenteils verzichten zu können. Dadurch wird es möglich, die der Zwangssymptomatik zugrunde liegenden Schwierigkeiten, Konflikte und Defizite zu identifizieren. Die Problembereiche bestehen häufig in Kontaktschwierigkeiten, Ablösungsproblematiken, Trennungsambivalenzen oder dem Fehlen beruflicher Perspektiven. Nicht selten kann auch eine Persönlichkeitsstörung durch eine Zwangsstörung verdeckt werden. Erst wenn auch dem Patienten klar wird, woran er neben dem Abbau der Zwangssymptomatik arbeiten muss, war eine stationäre Therapie erfolgreich. So gesehen stellt die erfolgreiche stationäre Therapie die Weichen für die poststationäre ambulante Psychotherapie, in der die identifizierten Problembereiche weiter bearbeitet werden müssen.

Die stationär identifizierten Problembereiche müssen ambulant weiter bearbeitet werden

Zusammenfassung

Das multimodale Behandlungskonzept für Zwangsstörungen in der Klinik Windach basiert auf einer intensiven verhaltenstherapeutischen Gruppentherapie. Diese wird durch Einzeltermine und weitere Therapiemaßnahmen individuell auf die Problembereiche des einzelnen Patienten abgestimmt. So können konzeptuell implementierte Interventionen (z. B. der Floodingvertrag, das Expositionstraining) mit einer Vielzahl anderer Maßnahmen kombiniert werden. Familien- und Paargespräche werden je nach Indikation und Bereitschaft der Angehörigen eingesetzt. Sie ermöglichen neue Sichtweisen auf das System, ersetzen aber nicht den verhaltenstherapeutischen Ansatz zur Symptomreduktion. Das Kernstück der verhaltenstherapeutischen Behandlung bildet die Floodingphase, die möglichst im häuslichen Umfeld durchgeführt werden sollte. Da oft erst nach dem Flooding die therapierelevanten Problembereiche offenkundig werden, ist in den meisten Fällen eine poststationäre ambulante Psychotherapie notwendig. Bei Beziehungsstörungen im Bezugssystem kann im stationären Setting durch Paar- und Familiengespräche die Motivation für eine poststationäre Paar- oder Familientherapie aufgebaut werden.

3.3 Häufige Schwierigkeiten und Konflikte in der Patient-Therapeut-Interaktion

Zu Beginn der Therapie kann bei Patienten eine passive Erwartungshaltung herrschen. Sie möchten ihre Zwänge los werden, sind aber nicht ernsthaft bereit, sich unangenehmen Situationen oder Themen zu stellen. Solche Patienten reden gerne über ihre Symptome und versuchen dadurch einer Verhaltensänderung auszuweichen. Ihr Hauptargument gegen Veränderung ist: „Ich würde mich ja gerne verändern, wenn ich nur die Zwänge nicht hätte." Diesen Patienten sollte der Therapeut erklären, dass der Abbau der Zwangssymptomatik nur dann stattfinden kann, wenn der Patient bereit ist, unangenehme emotionale Zustände auszuhalten. Außerdem muss klargestellt werden, dass eine Psychotherapie nicht mit einer klassischen medizinischen Behandlung zu vergleichen ist. In der Psychotherapie

Verhaltenstherapie beinhaltet eine Veränderung des Verhaltens

muss der Patient sich und sein Verhalten verändern, damit er (psychisch) gesund werden kann und nicht umgekehrt.

Manche Patienten neigen zu penetranten Rückversicherungen gegenüber Bezugspersonen und Therapeuten. Dies kann soweit gehen, dass sie sich gegenüber dem Therapeuten grenzüberschreitend verhalten (z. B. das Behandlungszimmer am Ende der Stunde nicht verlassen, in einen Termin hineinplatzen oder ähnliches). Hier ist von Anfang an eine klare Grenzsetzung erforderlich, da ansonsten die therapeutische Beziehung gefährdet wird. Die Grenzsetzung erfolgt am besten in Form eines schriftlichen Vertrages, auf den sich Therapeut und Patient im weiteren Verlauf beziehen können. Im Vertrag wird geregelt, welches Verhalten der Patient künftig unterlassen muss und zu welchen Sanktionen er sich einverstanden erklärt, falls er gegen den Vertrag verstößt. Außerdem müssen Hilfestellungen für den Patienten definiert werden, die er bekommt, wenn er aufgrund der Einhaltung des Vertrages unter Druck kommt. Dieser Vertrag ist eine Verhaltensanleitung, die klar regelt, was vom Patienten erwartet wird und wie er mit der zu erwartenden Anspannung umgehen soll. Dadurch steigt die Wahrscheinlichkeit, dass nicht bei jeder Verunsicherung Therapeutenkontakte hergestellt werden.

Die Grenzen von Patient und Therapeut müssen respektiert werden

Ein weiteres potenzielles Konfliktfeld ist die Festlegung des Floodingbeginns. Manche Patienten neigen dazu das Flooding hinauszuzögern. Dadurch wird die Bereitschaft, sich mit den wirklich schwierigen Situationen zu konfrontieren, immer geringer. Hat der Therapeut den Eindruck, dass der Patient sich nicht auf das Flooding einlassen kann, sollte er eine Motivationsanalyse machen und folgende Fragen abklären:
- Welchen Krankheitsgewinn zieht der Patient aus seiner Symptomatik?
- Welche Anforderungen erwarten ihn, wenn er keine Zwänge mehr hat?
- Wie ist der Patient in vorausgegangenen Therapien mit therapeutischen Anforderungen umgegangen?
- Wie tragfähig ist die therapeutische Beziehung?

Das Flooding macht nur dann Sinn, wenn sich der Patient wirklich auf die Übungen einlassen kann. Der Therapeut sollte seinem Patienten Mut machen, indem er ihm versichert, ihn bei schwierigen Übungen zu unterstützen. Es muss aber klargestellt werden, dass der Therapeut keine Rückversicherungen gibt und er auf Expositionsübungen besteht. Ist ein Patient dauerhaft nicht bereit sich mit zwangsauslösenden Situationen zu konfrontieren, sollte die Therapie abgebrochen werden.

Ist ein Patient dauerhaft nicht bereit, sich mit zwangsauslösenden Situationen zu konfrontieren, sollte die Therapie abgebrochen werden

Im Flooding kann es passieren, dass der Patient trotz Exposition nicht unter Spannung gerät. In solchen Fällen findet man häufig eine kognitive Vermeidung. Der Patient kann sich z. B. einreden, dass es sich lediglich um eine Übungssituation handelt und sein Therapeut ihn niemals einer Gefahr aussetzen würde. Trifft dies zu, sollte der Therapeut mit dem Patienten die Übung vorbesprechen, ihn die Übung alleine machen lassen und sie an-

Beispiel für einen Verhaltensvertrag bei ausgeprägter Rückversicherungstendenz

Um die therapeutische Beziehung nicht zu gefährden und meine Zwänge abzubauen, erkläre ich mich bereit, ab dem … … folgende Punkte einzuhalten:

- Sobald meinem Therapeuten auffällt, dass ich mich rückversichere, wird er mich darauf hinweisen und mich auffordern, dies zu unterlassen.
- Sollte ich die Rückversicherungen trotzdem fortführen, bin ich einverstanden, dass er das Gespräch mit mir abbricht und ein neuer Termin vereinbart wird.
- Bis zum nächsten Termin werde ich schriftlich eine Verhaltensanalyse durchführen, die sich auf die Situation bezieht, in der ich von meinen Rückversicherungen nicht ablassen konnte.
- Gemeinsam mit dem Therapeuten wird zuerst die Verhaltensanalyse durchgegangen. Erst dann können andere Themen angesprochen werden.
- Um meinem Rückversicherungsdrang besser zu widerstehen, werde ich mich durch soziale Aktivitäten aktiv ablenken.
- Sollten Ablenkungsstrategien meine Anspannung nicht reduzieren, kann ich mich bei Bedarf an das therapeutische Team wenden.

____

Datum und Unterschrift des Patienten

Nach erfolgreicher Exposition kommt es zu einem Spannungsabfall

schließend nachbesprechen. Erfolgreiche Expositionsübungen sind dadurch gekennzeichnet, dass es nach der Exposition auch ohne Zwänge zu einem deutlichen Spannungsabfall kommt.

Es macht keinen Sinn, mit den Patienten in einen Machtkampf zu treten. Hat der Therapeut den Eindruck, dass der Patient noch nicht bereit ist, an seinen Zwängen zu arbeiten, so sollte er ihm seine Einschätzung mitteilen. Im Sinne einer systemischen Haltung muss respektiert werden, dass manche Patienten ihre Zwangssymptomatik noch nicht aufgeben können. Doch dann muss der Auftrag, die Zwangssymptomatik abzubauen, an den Patienten zurückgegeben werden.

Bei fraglicher Motivation ist es empfehlenswert, die Angehörigen einzubestellen und über die Konsequenzen für das gesamte System zu reden, falls die Symptomatik weiterhin bestehen bleiben sollte. Dadurch lässt sich meist schnell erkennen, wer am meisten unter der Symptomatik leidet und wer am meisten davon profitiert. Es kann sehr entlastend sein sich klarzumachen, dass der Therapeut nicht für den Therapieerfolg, sondern für den Therapieprozess verantwortlich ist. Dies bedeutet aber auch, dass er die Verantwortung hat, eine Therapie zu beenden, wenn er nicht mehr an Veränderung glaubt.

Auch nach einer erfolgreichen Therapie werden immer wieder Zwangsimpulse auftreten

Gerade gegen Ende einer stationären Therapie nimmt die Zwangssymptomatik häufig wieder zu. Dies ist oft Ausdruck der Angst des Patienten, ob er den Wiedereinstieg in seinen Alltag bewältigen wird. Deswegen ist das alltagsnahe Üben so wichtig. Die Zunahme der Zwänge darf den Therapeuten nicht dazu verleiten, den stationären Aufenthalt generell zu verlängern. Dadurch würde er dem Patienten suggerieren, das er dem Alltag noch nicht gewachsen ist. Entscheidend ist, dass der Patient am Ende der Therapie den Zusammenhang zwischen seinen Zwängen und den Hintergründen kennt. Dann kann er die Zwänge als Warnsignal verstehen, das ihn auffordert, sein Verhalten zu verändern. Es wäre eine Illusion zu denken, dass nach einer erfolgreichen Therapie keine Zwangsimpulse mehr auftreten. Erfolgreich war die Therapie dann, wenn der Patient neben seinen Zwängen noch andere Copingstrategien für emotional belastende Situationen hat.

Kommt es nach Reduktion der Zwangssymptomatik zu einer Zunahme anderer Symptome (z. B. einer Essstörung oder einer Angststörung), so sollte differentialdiagnostisch immer an eine komorbide Persönlichkeitsstörung gedacht werden. Besonders in solchen Fällen hat der Zwang eine emotional stabilisierende Funktion. Deswegen muss der Abbau der Zwangssymptomatik einhergehen mit dem Schaffen von stabilen Rahmenbedingungen. Wenn eine tragfähige therapeutische Beziehung etabliert werden konnte, empfiehlt sich das Problematisieren der Persönlichkeitsstruktur des Patienten. Gerade persönlichkeitsgestörte Patienten neigen dazu, psychopathologische Symptome für ihre Alltagsprobleme verantwortlich zu machen und den eigenen Anteil an interaktionellen Schwierigkeiten zu ignorieren. Eine Symptomreduktion ohne Berücksichtigung der Beziehungsebene ist hier zum Scheitern verurteilt.

Zusammenfassung

Patienten mit schweren Zwängen strukturieren ihren Tagesablauf über die Zwangssymptomatik und kontrollieren ihre Bezugspersonen mit Hilfe der Zwänge. Solche Patienten können in der Regel nicht mehr ambulant behandelt werden.

Wenn sie stationär aufgenommen werden, muss man ihnen einerseits Hilfestellungen anbieten, darf sich aber zugleich nicht in ihr Zwangssystem einbinden lassen. Diese Strategie bedeutet eine Gratwanderung und erfordert vom Therapeuten viel Aufmerksamkeit und Erfahrung. Klare Absprachen, und in schweren Fällen auch schriftliche Verträge sollen von Anfang an transparent machen, was der Therapeut für eine erfolgreiche Therapie vom Patienten erwarten muss und welche Hilfestellungen der Patient vom Therapeuten erwarten kann. Unbedingt sollten auch die Konsequenzen bei Nichteinhaltung des Vertrages geregelt sein. Durch dieses Vorgehen wird die therapeutische Beziehung geschützt und die Therapiemotivation des Patienten unter Beweis gestellt. Die Anforderungen an den Patienten dürfen nicht überzogen sein, sondern sollen seiner aktuellen Psychopathologie gerecht werden. Gerade bei schwer ausgeprägten Zwängen ist die Wahrscheinlichkeit hoch, dass der Patient komorbid unter einer Persönlichkeitsstörung leidet. In solchen Fällen muss parallel zur Symptomreduktion an der Beziehungsebene gearbeitet werden.

3.4 Evaluation der Therapieerfolge

Da die Psychosomatische Klinik Windach als eine auf Zwangsstörungen spezialisierte Einrichtung gilt, werden hier Zwangspatienten aus dem gesamten deutschsprachigen Raum (incl. Österreich, der Schweiz und Südtirol) behandelt. In der sog. Windacher Studie wurden 116 Zwangspatienten über einen durchschnittlichen Zeitraum von sechs Jahren anhand von Fragebögen nachuntersucht (Reinecker & Zaudig, 1995). Sechs Jahre nach Entlassung aus der stationären Therapie beurteilten 45 % der Patienten ihren Therapieerfolg als gut bis sehr gut, worunter eine deutliche Symptomreduktion bis hin zur Symptomfreiheit zu verstehen ist. 26 % schätzten sich als leicht gebessert, 20 % als unverändert und 9 % als verschlechtert ein. In der Psychosomatischen Klinik Windach wurden in den Jahren 2002 und 2003 insgesamt 174 Patienten mit der Erstdiagnose „Zwangsstörung" nach dem multimodalen Therapieansatz behandelt.[8] Mit Erstdiagnose ist gemeint, dass diese Patienten neben der Zwangsstörung auch noch andere psychische Störungen haben konnten, in der Klinik aber die Behandlung der Zwangsstörung im Vordergrund stand. Diese Zwangspatienten waren im Durchschnitt 34 Jahre alt, 40 % waren zwischen 20 und 29 Jahren, 26 % zwischen 30 und 39 Jahren. 38 % davon waren Männer, 62 % Frauen. Nur 9 % hatten reine Zwangsgedanken, 35 % reine Zwangshandlungen und 56 % Zwangsgedanken und Zwangshandlungen gemischt. Die Krankheitsdauer lag bei 30 % der Zwangspatienten zwischen 2 und 5 Jahren, bei 32 % zwischen 5 und 10 Jahren und bei 34 % bei mehr als 10 Jahren. 21 % wurden 41 bis 60 Tage behandelt, 39 % 61 bis 80 Tage und 21 % 81 bis zu 100 Tage. Von den 174 Patienten konnten 83 % regulär entlassen werden, was für die hohe Akzeptanz dieses Therapieansatzes spricht.

8 Für die Bereitstellung der Daten gilt mein Dank Herrn Dr. Konermann von der Basisdokumentation der Klinik Windach.

Die Patienten wurden im Rahmen der klinikeigenen Basisdokumentation statistisch erfasst. Die Daten dieser Basisdokumentation dienen sowohl der klinikinternen statistischen Auswertung, wie auch dem Vergleich mit anderen Psychosomatischen Kliniken (von Heymann et al., 2003). Alle Patienten werden zu diesem Zweck in der Woche der stationären Aufnahme und in der Entlassungswoche verschiedenen psychometrischen Tests unterzogen (Prä/Post-Messung). Die unten aufgeführten Ergebnisse beruhen auf 157 der 174 Zwangspatienten (Teilmenge, die in den Jahren 2003 und 2004 aufgenommen worden waren), die alle folgende Kriterien erfüllten:

- Teilnahme an beiden Messzeitpunkten (Prä- und Post-Messung).
- Vollständige Beantwortung sämtlicher Fragen in den Fragebögen.
- Behandlung nach dem multimodalen Windacher-Modell.

Es wurde die Symptom-Checkliste SCL-90-R (Franke, 2002) verwendet, die die aktuelle psychische Belastung mit Hilfe von 90 Fragen (Items) auf symptomatischer Ebene erfasst. Der Patient wird gefragt, wie sehr er in den letzten sieben Tagen unter diversen Beschwerden litt und kann jede Frage auf einer fünfstufigen Skala beantworten (zwischen „überhaupt nicht“ und „sehr stark“). Die Subskalen beziehen sich auf Somatisierung, Zwanghaftigkeit, Unsicherheit im Sozialkontakt, Depressivität, Ängstlichkeit, Aggressivität/Feindseligkeit, phobische Angst, paranoides Denken und Psychotizismus.

Die GSI-Werte[9] im Prä/Post-Vergleich (siehe Abb. 5) zeigen, dass der Anteil der Zwangspatienten, der bei Aufnahme im SCL-90-R als unauffällig eingeschätzt wird, bei Entlassung von 17 auf 48 % ansteigt. Gleichzeitig nimmt der Anteil der Zwangspatienten, die im SCL-90-R als schwerer gestört kategorisiert werden, von 48 auf 17 % ab. 34 % kommen mit einer leichteren Störung und 36 % verlassen die Klinik mit einer leichteren Störung.

Im Prä/Post-Vergleich der einzelnen Subskalen des SCL-90-R ist bei allen Skalen eine Verbesserung zu beobachten (siehe Abb. 6). Die größte Verbesserung findet man bei der Skala „Zwanghaftigkeit“.

Es werden den Patienten bei Entlassung auch Fragen zur subjektiven Veränderungseinschätzung (Veränderungsfragebogen) gestellt. Dabei werden sie gefragt, wie sich während des stationären Aufenthaltes folgende Bereiche bei ihnen verändert haben:

- das körperliche Befinden
- das psychische Befinden
- das Selbstwerterleben
- die Fähigkeit zu Eigenaktivität und Übernahme von Verantwortung für das eigene Leben

---

9 GSI = der Globalwert der Symptombelastung

- die Einstellung zur Zukunft
- die sozialen Probleme
- die privaten Beziehungen
- die beruflichen Beziehungen.

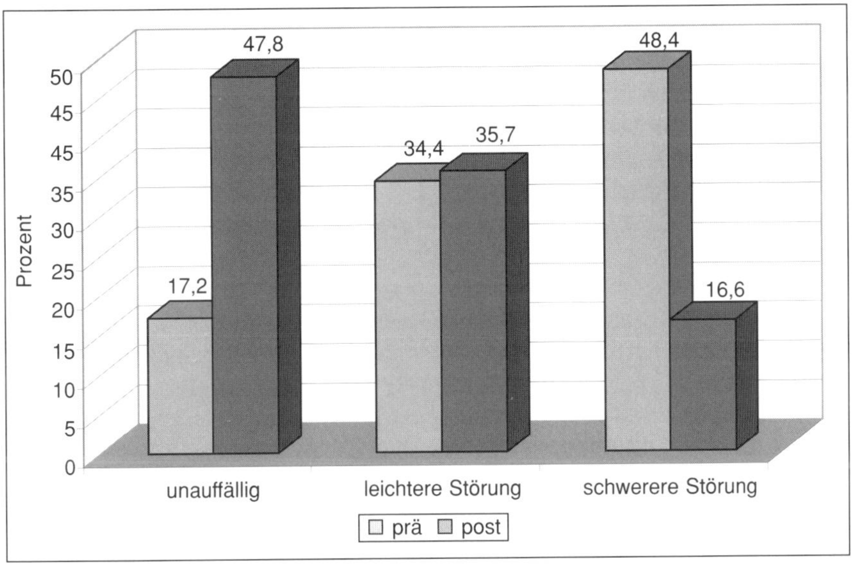

Abbildung 5:
Prä/Post-Vergleich der SCL-GSI-Kategorien

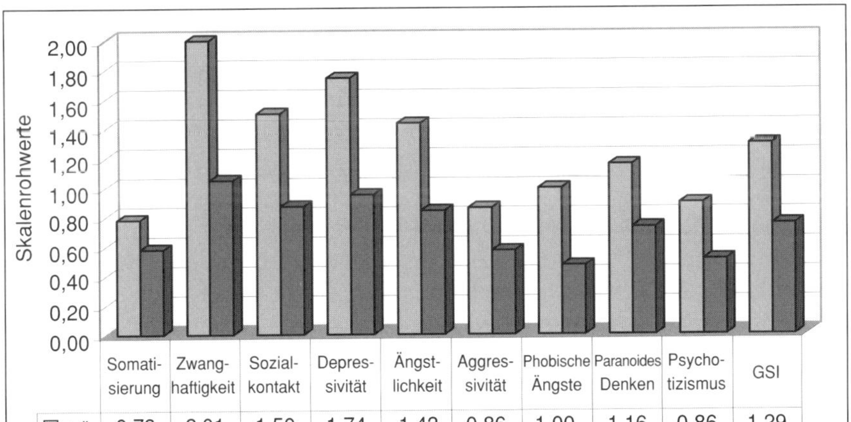

	Somatisierung	Zwanghaftigkeit	Sozialkontakt	Depressivität	Ängstlichkeit	Aggressivität	Phobische Ängste	Paranoides Denken	Psychotizismus	GSI
prä	0,78	2,01	1,50	1,74	1,43	0,86	1,00	1,16	0,86	1,29
post	0,58	1,05	0,87	0,95	0,84	0,57	0,47	0,73	0,51	0,75

Abbildung 6:
Prä/Post-Vergleich der SCL-90-R-Subskalen

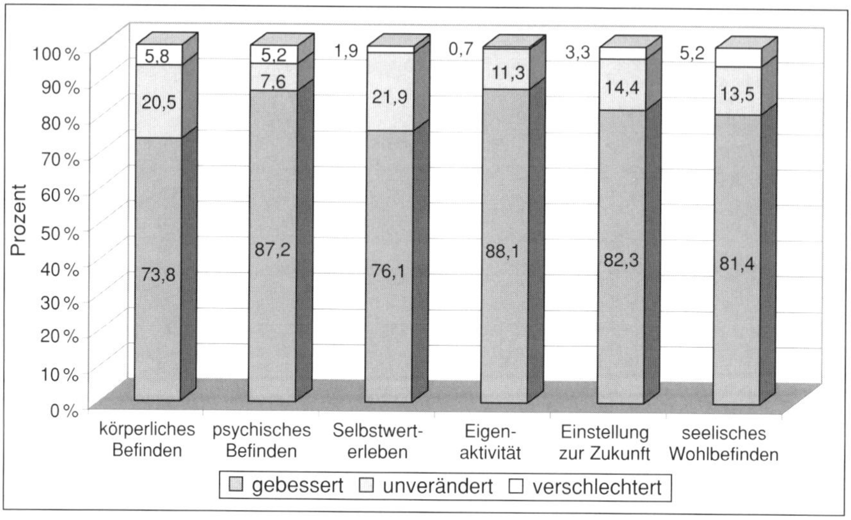

Abbildung 7:
Veränderungseinschätzung hinsichtlich verscheidener Bereich nach Angaben der Patienten am Ende des stationären Aufenthaltes

In Abbildung 7 wurden die Patienten, die den jeweiligen Veränderungsbereich als nicht relevant bezeichnet hatten, ausgeschlossen. In allen erfassten Bereichen fand sich bei Entlassung eine Verbesserung von über 73 %.

Interessanterweise gibt fast ein Drittel der Patienten (31 %) an, ihre privaten Beziehungen seien während des stationären Aufenthaltes unverändert geblieben (siehe Abb. 8). Dies könnte am Fehlen von emotional bedeutsamen Sozialkontakten liegen. Ein weiterer Grund könnte aber auch die Vermeidung einer Auseinandersetzung mit relevanten Bezugspersonen im Rahmen der Therapie sein. Immerhin 29 % meinen, die privaten Beziehungen haben sich etwas gebessert und 20 % schätzen sie als deutlich gebessert ein. Somit schätzen die Hälfte (49 %) der stationären Zwangspatienten bei Entlassung ihre privaten Beziehungen als gebessert ein, obwohl sie im Durchschnitt über zwei Monate keine Alltagsbeziehungen gelebt haben.

Katamneseergebnisse

Im Rahmen der routinemäßig durchgeführten 1-Jahres-Katamnese wurde den 174 Patienten ein Jahr nach Entlassung der SCL-90-R und der Veränderungsfragebogen zugeschickt. Die Patienten wurden gebeten, die Fragebögen auszufüllen und für unsere Basisdokumentation wieder zurückzuschicken. Die Fragen des SCL-90-R beziehen sich auf den Zeitraum seit

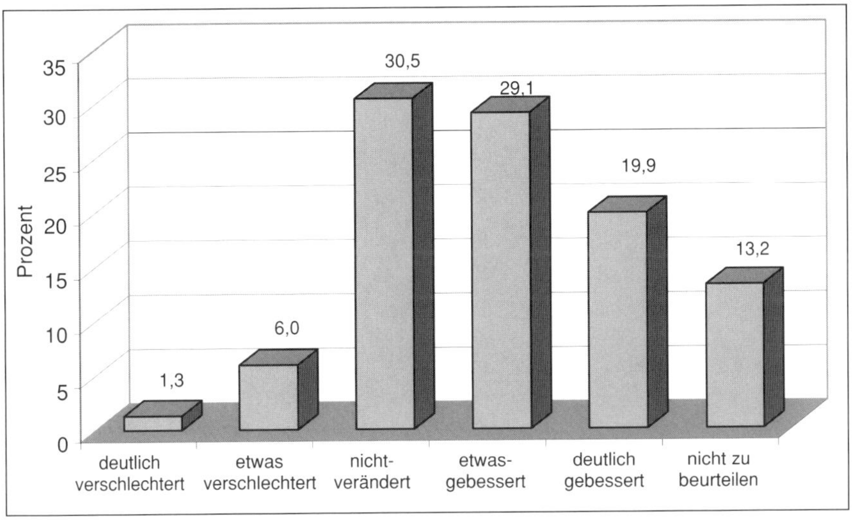

Abbildung 8:
Veränderungseinschätzung „Private Beziehungen" nach Angaben der Patienten am Ende des stationären Aufenthaltes

Entlassung aus unserer Klinik, die Fragen zur Veränderungseinschätzung auf den gesamten Zeitraum von der Aufnahme in die Klinik bis ein Jahr nach Entlassung aus der Klinik. 78 von den 174 Zwangspatienten konnten für die Berechnung der folgenden Ergebnisse herangezogen werden, da von ihnen vollständige Datensätze vorliegen. Die Zahlenunterschiede in den Darstellungen, die auch Katamnesedaten berücksichtigen (Abb. 9 und 10) im Vergleich zu den Darstellungen, die nur einen Prä/Post-Vergleich beinhalten (Abb. 5 und 6) sind auf diese unterschiedlichen Fallzahlen (Stichprobengrößen) zurückzuführen.

Beim Vergleich der GSI-Gruppierungen wurde wie bei der Prä/Post-Messung eine Einteilung in drei Kategorien vorgenommen. Der Anteil der Patienten, die ein Jahr nach Entlassung aufgrund des SCL-90-R als unauffällig einzustufen sind, bleibt annährend konstant (siehe Abb. 9). Die Gruppe mit der leichteren Störung fällt von 41 % auf 30 % ab. Dafür steigt die Gruppe mit der schwereren Störung ein Jahr nach Entlassung von 15 % auf 31 % an. Bei dieser Gruppe wäre zu prüfen, wie die Symptombelastung bei Entlassung war, ob eine poststätionäre ambulante Therapie stattgefunden hat und in welchen Fällen der Therapeut den Patienten beim Heimflooding begleitet hat.

Schaut man sich ein Jahr nach Entlassung die einzelnen Subskalen des SCL-90-R an, so kann man in den Bereichen Unsicherheit im Sozialkontakt, Depressivität, Ängstlichkeit und phobische Ängste im Durchschnitt

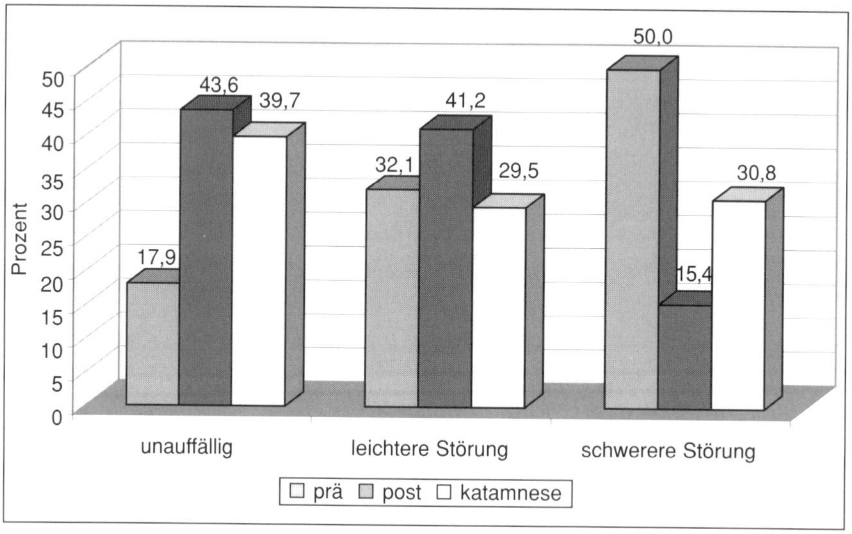

Abbildung 9:
Prä/Post-Katamnese-Vergleich der SCL-90-R-GSI-Gruppierungen

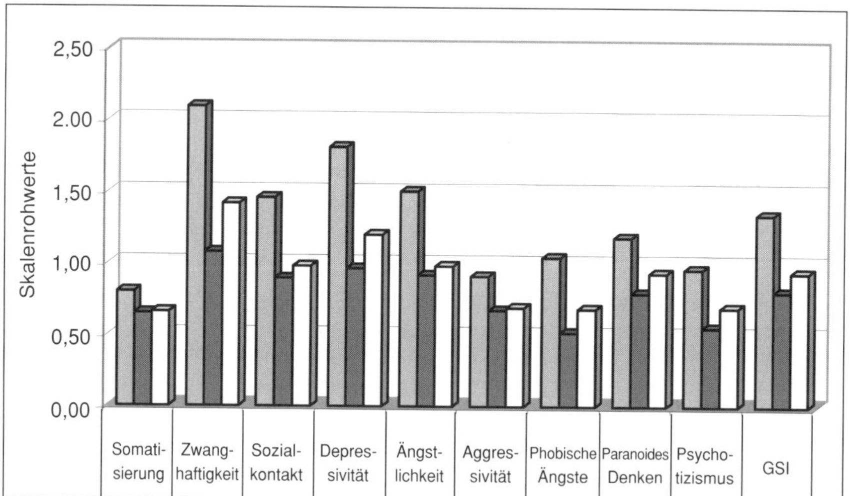

	Somati- sierung	Zwang- haftigkeit	Sozial- kontakt	Depres- sivität	Ängst- lichkeit	Aggres- sivität	Phobische Ängste	Paranoides Denken	Psycho- tizismus	GSI
prä	0,80	2,09	1,46	1,81	1,50	0,91	1,04	1,18	0,96	1,34
post	0,65	1,08	0,89	0,96	0,92	0,67	0,52	0,79	0,55	0,80
katamnese	0,66	1,42	0,98	1,20	0,98	0,69	0,68	0,93	0,69	0,93

Abbildung 10:
Prä/Post-Katamnese-Vergleich der SCL-90-R-Subskalen

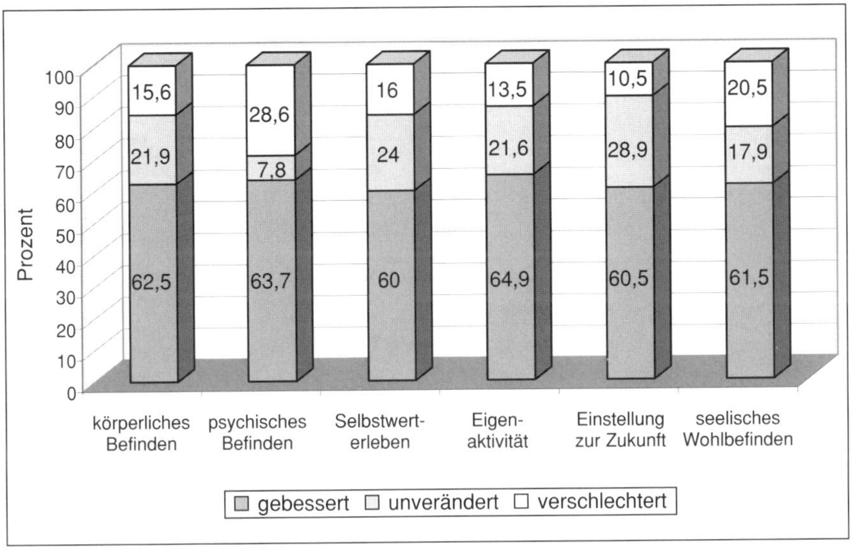

Abbildung 11:
Katamnese: Veränderungseinschätzung seit Aufnahme hinsichtlich verschiedener Bereiche nach Angaben der Patienten

nur eine geringe Verschlechterung erkennen (siehe Abb. 10). Dagegen steigt der Wert in der Skala Zwanghaftigkeit im Vergleich zu den anderen Skalen am stärksten an. Dieses Ergebnis ist insofern zu erwarten, da eine Zunahme der Zwangssymptomatik unter Alltagsbelastungen wahrscheinlich ist. Die Ergebnisse zeigen aber auch, dass eine überproportionale Zunahme der „Zwanghaftigkeit" sich nicht negativ auf das übrige Erleben auswirken muss.

Die Patienten wurden gebeten, sich an ihren Zustand zum Zeitpunkt der Aufnahme in die Klinik zu erinnern. Sie sollten einschätzen, wie sich ihr Zustand seit Aufnahme bis zum Zeitpunkt ein Jahr nach Entlassung aus der Klinik verändert hat. Wie schon bei der Prä/Post-Messung wurde auch bei dieser Stichprobe nur der Anteil der Patienten berücksichtigt, die den jeweiligen Bereich als relevant angegeben haben. In sämtlichen Skalen geben mindestens 60 % der Befragten ein Jahr nach Entlassung an, ihr Zustand habe sich seit Klinikaufnahme verbessert (siehe Abb. 11).

Bei den privaten sozialen Beziehungen geben ein Viertel (27 %) der 78 Zwangspatienten an, ihre Beziehungen hätten sich seit Aufnahme in die Klinik nicht verändert. Ein Drittel (34 %) schätzen ihre privaten Beziehungen als etwas gebessert ein und ein Viertel (25 %) sind der Meinung, die Beziehungen seien ein Jahr nach Entlassung deutlich besser als bei Aufnahme in die Klinik (siehe Abb. 12).

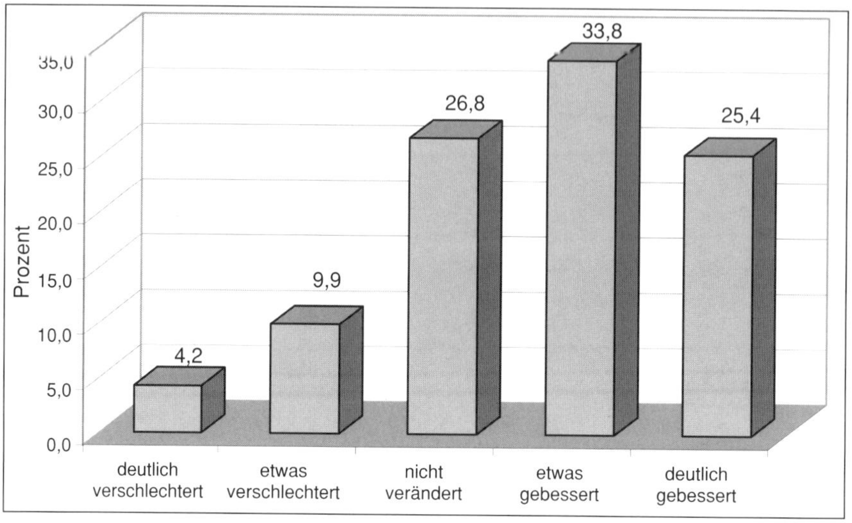

Abbildung 12:
Katamnese: Veränderungseinschätzung seit Aufnahme bezüglich „Privater Beziehungen" nach Angaben der Patienten

Zusammenfassung

Der stationäre Aufenthalt ist für viele Patienten mit einer Entlastung von beruflichen und privaten Verpflichtungen verbunden. Außerdem kommen Konflikte mit relevanten Bezugspersonen durch die räumliche Distanz in geringerem Maße zum Tragen. Durch Paar- und Familiengespräche, Skulpturarbeit, Expositionsübungen im häuslichen Umfeld und durch Beurlaubungen am Wochenende sollen die Therapiethemen möglichst alltagsnah gestaltet werden.

Die psychometrischen Ergebnisse zeigen im Prä/Post-Vergleich, dass die meisten Zwangspatienten in einem durchschnittlichen Behandlungszeitraum von 66 Tagen sehr gut profitieren. Dies führen wir auf das individuell abgestimmte Therapieangebot und den synergistischen Effekt der multimodalen Therapiemaßnahmen zurück. Dieses Setting ermöglicht auch bei schweren Zwangsstörungen eine erhebliche Abnahme der Zwangssymptomatik.

Obwohl die Ergebnisse der Katamnese zeigen, dass 60 % der Befragten auch noch ein Jahr nach Beendigung der stationären Therapie ihren Zustand als gebessert einschätzen, verdoppelt sich ein Jahr nach Entlassung der Anteil der Zwangspatienten mit einer schweren Störung. Es muss kritisch angemerkt werden, dass bei der Auswertung der Katamnese nicht zwischen Patienten mit und ohne poststationärer ambulanter Psychotherapie differenziert wurde.

3.5 Differenzielle Indikation: Stationär versus ambulant

Da Zwänge sowohl für Betroffene wie für Außenstehende irrational erscheinen, ist die Symptomatik für die Betroffenen meist beschämend und sie versuchen sie zu verbergen. Dies gelingt häufig durch geschicktes Vermeidungsverhalten und Delegation von zwangsauslösenden Verpflichtungen an Angehörige, die die Zwänge als Eigenarten oder „Macken" verkennen. Es entwickelt sich eine Abhängigkeit des Patienten von seinen Angehörigen, und es entsteht ein Teufelskreis, aus dem der Patient nur ausbrechen kann, wenn er sein Vermeidungsverhalten aufgibt. Im Kindes- und Jugendalter dauert es durchschnittlich fast zwei Jahre, bis die Diagnose gestellt wird und die Therapie beginnen kann (Jans, 2001). Nicht jeder Zwangspatient muss stationär behandelt werden. Leichte und mittelgradige Zwänge können auch ambulant behandelt werden, wenn der Patient seinen beruflichen und sozialen Verpflichtungen noch gerecht wird. Die ambulante Therapie hat den entscheidenden Vorteil, dass der Patient Verhaltensveränderungen, die er mit seinem Therapeuten bespricht, zeitnah im Alltagskontext ausprobieren kann. Auf diese Weise können z. B. Angehörige schrittweise in eine Einzeltherapie eingebunden werden, was sich bei einer stationären Therapie aufgrund der räumlichen Entfernung manchmal schwierig gestaltet. Häufig sind die Angehörigen aufgrund der tyrannisierenden Zwangssymptomatik mit ihrer Geduld am Ende. Sie drängen auf eine Behandlung und schicken den Patienten zum Psychiater. Dieser stellt die Diagnose und behandelt vorrangig medikamentös. Er überweist den Patienten zum Psychotherapeuten, der dann mit der Einzeltherapie beginnt. Abhängig von der Ausbildung des Therapeuten wird eine spezifische Therapie für Zwangsstörungen durchgeführt. Führen die ambulanten Bemühungen nicht zu einer Reduktion der Zwangssymptomatik, so wird meist die Empfehlung für eine stationäre Therapie ausgesprochen.

Eine ambulante Therapie unterstützt den Transfer von therapeutisch initiierten Veränderungen in den Alltag

Eine Indikation für einen stationären Aufenthalt ergibt sich aus den nachfolgend aufgeführten medizinischen und sozialen Kriterien (modifiziert und ergänzt nach Zaudig & Hartmann, 2002):

- *Psychische Instabilität und Gefährdung:* Der Patient ist nicht mehr in der Lage, Vereinbarungen mit seinem Arzt/Therapeuten einzuhalten bzw. es droht eine suizidale Krise. Dieser Zustand bedarf einer kontinuierlichen ärztlichen Überwachung in einem stationären Rahmen.
- *Herausnahme aus dem pathogenen Milieu:* Problematische Umweltbedingungen, wie z. B. eskalierende familiäre Konflikte oder ein überprotektives Elternhaus erfordern eine zeitlich begrenzte räumliche Trennung. Junge Zwangspatienten, deren Eltern ebenfalls zwanghaftes Verhalten zeigen, können durch einen Klinikaufenthalt erkennen, dass andere Menschen eine andere „Normalität" haben.

Langjährige Zwangsstörungen sind hoch automatisiert

- *Chronizität und schwere der Zwangsstörung:* Langjährige Zwangsstörungen sind äußerst veränderungsresistent und hoch automatisiert. Oft ermöglicht erst ein Settingwechsel in eine spezialisierte Klinik mit neuen expliziten und impliziten Regeln ein Durchbrechen der alten Muster. Wenn der Patient in der Klinik realisiert, dass sich auch seine Mitpatienten mit zwangsauslösenden Situationen konfrontieren, kann dies seine Motivation und Zuversicht steigern.
- *Fehlende spezialisierte ambulante Therapiemöglichkeiten:* Schwere Zwangsstörungen erfordern erfahrene Therapeuten. Es reicht nicht aus, dem Patienten ein Störungsmodell zu vermitteln und seine Vergangenheit aufzuarbeiten. Zwangspatienten müssen aktiv Verhaltensveränderungen einüben. In einer ambulanten Therapie sind die Therapiesitzungen limitiert und nur ein geringer Anteil der Therapeuten begleitet die Patienten beim Heimflooding (Ecker, 2005). Im stationären Setting kann eine hohe Therapiefrequenz und ein multimodales Therapieangebot den individuellen Bedürfnissen angepasst werden.

Zwangspatienten müssen Verhaltensveränderungen einüben

- *Komorbidität psychischer Störungen:* Patienten mit komorbiden psychischen Störungen benötigen in der Regel eine intensive Psychotherapie, die auch medikamentös unterstützt wird (z. B. bei komorbiden depressiven Störungen). Patienten mit komorbiden Persönlichkeitsstörungen (siehe Kapitel 5.4) müssen häufig zuerst basale Fertigkeiten aufbauen, bevor die Zwangssymptomatik abgebaut werden kann. Außerdem profitieren diese Patienten sehr von den Rückmeldungen der Mitpatienten. Eine psychosomatische Klinik bietet für Veränderungen der Interaktion ein ideales Übungsfeld, da die interpersonelle Offenheit in so einem Setting deutlich größer ist als im Alltag. Durch das vielfältige Feedback und die Vergleichsmöglichkeiten mit Nicht-Zwangspatienten fällt es leichter, die eigenen Einstellungen und Maßstäbe zu hinterfragen.
- *Spezifische Chancen des stationären Settings für Zwangspatienten:* Wenn ein Zwangspatient in eine Klinik eingewiesen wird, ist er meist nicht mehr in der Lage, seinen beruflichen und sozialen Verpflichtungen nachzukommen und beschäftigt sich überwiegend mit der Zwangssymptomatik. Sobald er stationär aufgenommen wird, wird er versuchen, seine Verhaltensmuster auf das Kliniksetting zu übertragen, was in psychiatrischen Kliniken aufgrund ihres Versorgungscharakters oft gut gelingt. In psychosomatischen Kliniken dagegen wird von den Patienten mehr Selbstständigkeit in Bezug auf Nahrungseinnahme, Körperhygiene, Ankleiden oder Pünktlichkeit vorrausgesetzt. Deswegen zeigt sich bereits in den ersten Tagen einer stationären Therapie, wie motiviert der Zwangspatient ist, sein Verhalten zu ändern und sich auf therapeutische Herausforderungen einzulassen. Jedes System hat seine impliziten und expliziten Regeln – so auch eine psychosomatische Klinik. In dieser Herausforderung besteht die Chance eines stationären Aufenthaltes. War es für den Zwangspatienten „normal", dass sich in seinem häuslichen Umfeld alle nach ihm richteten, so wird er mit die-

Der soziale Anpassungsdruck in einer Klinik kann eine Chance zur Veränderung darstellen

ser Einstellung in der Klinik schnell auf Widerstand stoßen. Bei den Mitpatienten ist er einer unter Gleichen, was im Mehrbettzimmer und bei den gemeinsamen Mahlzeiten zu Konflikten führen kann. Diese Konflikte können therapeutisch genutzt werden, um den Patienten wieder an eine Normalität heranzuführen. Bei schweren Zwangsstörungen ist es oft notwendig, mit dem Patienten sog. Vorverträge zu schließen. Darin werden Minimalanforderungen definiert, an die sich der Patient bereits vor dem Expositionstraining halten muss, um den Klinikbetrieb nicht zu behindern. Der Vorvertrag kann z. B. regeln, wann der Patient aufstehen muss, dass er regelmäßig an den Mahlzeiten teilnimmt, bei Waschzwängen eine Höchstverweildauer im Badezimmer nicht überschreitet und vieles mehr. Diese Vorverträge sollen gewährleisten, dass wertvolle Therapiezeit nicht mit kontraproduktiven Diskussionen über Routineabläufe verschwendet wird.

Konflikte unter den Patienten können therapeutisch nützlich sein

Weitere Stärken des stationären Settings sind die Entwicklung eines Gefühls von Zuversicht und Selbstwirksamkeit. Wenn neu aufgenommene Zwangspatienten von anderen hören, dass sie von der Therapie profitieren konnten, so weckt dies Hoffnung und steigert die Veränderungsmotivation. Gruppentherapien und der tägliche Austausch bei den gemeinsamen Mahlzeiten ermöglichen gerade bei gleichen Störungsbildern ein Zusammengehörigkeitsgefühl, das sozialer Isolation entgegenwirkt. Bei chronifizierten Zwangsstörungen sind die Patienten häufig resigniert und können sich ein Leben ohne Zwänge nicht mehr vorstellen. Werden sie von anderen Zwangspatienten zur Reizkonfrontation motiviert, so hat dies eine andere Qualität, als wenn Nicht-Betroffene (z. B. Therapeuten) auf Veränderung drängen. Auch die Konfrontation durch Mitpatienten kann oft besser angenommen werden als durch den Therapeuten.

Zwangspatienten profitieren vom Erfahrungsaustausch

Zwangspatienten mit Trennungsambivalenzen und Ablösungskonflikten können im Rahmen eines stationären Aufenthaltes aufgrund der räumlichen Distanz zu Partner oder Eltern mehr Klarheit über ihre persönlichen Ziele gewinnen und mehr Eigenständigkeit aufbauen.

Zusammenfassung

Bei Zwangspatienten kommt es aufgrund ihrer Verheimlichungstendenz oft erst nach Jahren zur Diagnosestellung und damit zum Beginn einer spezifischen Therapie. Abhängig vom Schweregrad der Störung, Komorbiditäten, einer zugrundeliegenden Persönlichkeitsstörung, psychosozialen Konflikten und von Selbst- oder Fremdgefährdung wird die Indikation für eine ambulante oder stationäre Therapie gestellt. Die Stärken der ambulanten Therapie liegen in der Möglichkeit der zeitnahen Umsetzung von therapeutischen Erkenntnissen und in der längeren Therapiedauer, die Nachteile in der niedrigen Therapiefrequenz und der meist fehlenden Unterstützung beim Heimflooding. Die stationäre psychotherapeutische Behandlung bietet dagegen ein hochfrequentes, multimodales Therapieangebot und die Herausnahme aus dem gewohnten und oft problematischen sozialen Umfeld. Durch die räumliche Distanz können eingefahrene Interaktionsmuster unterbrochen und dysfunktionale Einstellungen hinterfragt werden. Gerade der sozial isolierte Zwangspatient kann von den Erfahrungen seiner Mitpatienten profitieren und dadurch seine Veränderungsbereitschaft steigern. Nachteile eines stationären Aufenthaltes können das Übersehen problematischer Interaktionen, die Einseitigkeit des Informationsgewinns nur durch den Patienten und der Verlust des Alltagsbezugs aufgrund der räumlichen Distanz sein. Durch Paar- und Familiengespräche können diese Nachteile reduziert werden.

4 Familientherapeutische Interventionen im Rahmen der Verhaltenstherapie

4.1 Der Überweisungskontext

Wie der Patient in psychotherapeutische Behandlung kommt, kann ganz unterschiedlich aussehen. Der gängige Überweisungsmodus (vom Hausarzt zum Psychiater, von dort zum ambulanten Psychotherapeuten oder in die Klinik) wurde bereits beschrieben. Wichtig ist es zu Beginn einer Therapie den Überweisungskontext zu klären: Wer will was von wem? Es müssen zuerst die unterschiedlichen Aufträge berücksichtigt und geklärt werden. Gerade bei Zwangspatienten sollte der Therapeut mit den Vorbehandlern Rücksprache halten, da die Angehörigen häufig auf eine Behandlung drängen. Es lohnt sich zu eruieren, welche Interventionen in der Vergangenheit hilfreich waren und welche nicht. Nicht selten haben Zwangspatienten mehrere stationäre Aufenthalte und mehrere ambulante Therapien bereits hinter sich. Alleine durch Entlassungsberichte bzw. Kassenanträge können wichtige Problembereiche und kritische Themen oft schon identifiziert werden. Im Erstgespräch mit der Familie fällt es dann leichter, relevante von nicht relevanten Informationen zu trennen.

Klärung der unterschiedlichen Aufträge: Wer will was von wem?

Manche Therapeuten argumentieren, sie wollen unbefangen auf ihre Klienten zugehen und verzichten deshalb auf Fremdinformationen. Therapiezeit ist aber gerade vor dem Hintergrund von Gesundheitsreformen und Kosteneinsparungen sehr begrenzte Zeit. Um eine Kontinuität zu gewährleisten, empfiehlt sich sowohl zu Beginn wie auch bei Entlassung aus der stationären Therapie die Rücksprache mit Vor- und Nachbehandlern.

Beispiel

Eine junge berufslose Patientin kommt zur Behandlung ihrer Zwangsstörung in unsere Klinik. Es besteht zwanghaftes Händewaschen seit 5 Jahren und magisches Denken seit 3 Jahren. Die Patientin wurde vier Wochen vor Aufnahme bereits vier Monate in einer tiefenpsychologisch ausgerichteten Klinik behandelt. Dort wurden folgende Diagnosen gestellt: Zwangsstörung, rezidivierende depressive Störung, Persönlichkeitsstörung mit emotional-instabilen und selbstunsicheren Anteilen, Adipositas und Hypertonie. Es war kein Expositionstraining durchgeführt worden. Die Zwänge wurden als Aggression gegenüber der Mutter gedeutet, die in der Kindheit zu wenig präsent gewesen sei. Es war geplant, dass die Patientin poststationär von zu Hause in eine therapeutische Einrichtung zieht, um selbstständiger zu werden. Die Einrichtung lehnte die Patientin aber ab, da sie der Meinung war, die Zwangssymptomatik sei noch zu stark und empfahl eine Behandlung in der Klinik Windach. Die Patientin musste wieder zu ihrer Mutter ziehen, wodurch sich ihre Zwänge verstärkten. Daraufhin wurde die Patientin von ihrem Nervenarzt als Akutfall eingewiesen.

Wir führten Telefonate mit den getrennt lebenden Eltern und dem Leiter der vorgesehenen therapeutischen Einrichtung. Daraus ergab sich folgendes Bild: Der Vater der Patientin, mit dem sie seit acht Jahren keinen Kontakt mehr hatte, erkundigte sich nach der Diagnose und der voraussichtlichen Therapiedauer. Er hatte hierzu eine schriftliche Einverständniserklärung der Patientin. Wir mussten ihm zuerst erklären, was eine Zwangsstörung ist. Eine Woche nach diesem Gespräch teilte uns die Anwältin der Patientin mit, der Vater wolle seine Unterhaltszahlungen einstellen, da die Patientin nach der Therapie wieder arbeitsfähig sei. Nachdem die Mutter von der Patientin erfahren hatte, dass wir mit dem Vater telefoniert hatten, rief sie uns an und beschwerte sich über ihren Exmann. Er habe die Patientin nie unterstützt, es gehe ihm nur ums Geld. Trotz unserer Empfehlung war die Mutter nicht bereit, zu einem Gespräch in die Klinik zu kommen. Beim Telefonat mit dem Leiter der avisierten therapeutischen Einrichtung erfuhren wir, dass die Patientin sich zwei Wochen vor Entlassung wieder vorstellen soll, um erneut begutachtet zu werden. Falls die Zwänge deutlich reduziert seien, könne sie im Laufe des nächsten halben Jahres aufgenommen werden.

Der Therapieverlauf in den ersten drei Wochen war durch Unpünktlichkeit und das „Vergessen“ von Therapieaufgaben gekennzeichnet. Um die Motivation der Patientin zu überprüfen, begannen wir mit der Reizkonfrontation. Wir führten tägliche Konfrontationsübungen mit der Patientin durch, die vorher in einem Vertrag festgelegt worden waren. Nach drei Tagen brach die Patientin die Reizkonfrontation ab. Wir erklärten der Patientin, dass eine Therapie ohne Reizkonfrontation bei uns nicht möglich sei. Sie sollte sich über das Wochenende überlegen, ob sie die Reizkonfrontation fortsetzen oder in der nächsten Woche entlassen werden möchte. Am nächsten Tag bombardierte uns ihre Mutter mit Anrufen, um uns zu schildern, wie belastend für sie das Zusammenleben mit der Patientin sei. Mit ihr habe es im Gegensatz zu ihrer jüngeren Schwester „schon immer“ Probleme gegeben. Wir erklärten der Mutter, wir möchten nur noch in Gegenwart ihrer Tochter mit ihr sprechen, weil diese volljährig ist und eigene Entscheidungen bezüglich ihrer Therapie treffen müsse.

Nach dem Wochenende fand ein Telefonat unter Anwesenheit der Patientin statt: Die Mutter drängte auf eine Fortsetzung der Therapie. Die Patientin versuchte sich zu rechtfertigen, die Mutter redete über sie hinweg. Wir fragten, wo die Patientin wohnen wird, falls sie erneut von der therapeutischen Einrichtung abgelehnt werde. Darauf meinte die Mutter, die Schwester der Patientin habe vorgeschlagen, die Patientin solle sich doch an ihren Vater wenden. Das Telefonat endete damit, dass die Patientin sich gegenüber der Mutter einverstanden erklärte, die Reizkonfrontation fortzusetzen.

Im nächsten Einzeltermin war die Patientin wie verwandelt. Es sei ihr klar geworden, dass sie weder von ihrer Mutter, noch von ihrem Vater emotionale Unterstützung erhalten werde. Sie möchte möglichst bald in die therapeutische Einrichtung ziehen und von dort aus eine neue Lehre beginnen. Deswegen werde sie weiter an ihren Waschzwängen arbeiten. Sie nahm von sich aus Kontakt zum Leiter der therapeutischen Einrichtung auf und vereinbarte einen Vorstellungstermin. Mit deutlich reduzierten Waschzwängen verließ sie nach drei Wochen gegen den Willen ihrer Mutter unsere Klinik.

Zusammenfassung

Das klinische Beispiel zeigt, wie wichtig eine Abklärung der unterschiedlichen Aufträge zu Beginn der Therapie ist. Zwangspatienten können Angehörige und auch Therapeuten hilflos machen. Dies führt dazu, dass das „Problem“ an neue Helfer deligiert wird. Der Therapeut kann durch Vorbehandler (Hausarzt, Psychiater, ambulante Therapeuten) erfahren, warum vergangene Therapiebemühungen gescheitert sind. Im Gespräch mit den Angehörigen können deren Erwartungen und Aufträge erfragt werden. Dadurch können unrealistische Erwartungen korrigiert und erreichbare Ziele konkretisiert werden. Bei einer stationären Therapie muss gewährleistet sein, dass auch die Aufträge des Einweisers (niedergelassener Psychiater/Hausarzt, ambulanter Psychotherapeut) berücksichtigt werden, da dieser in der Regel die ambulante Therapie fortführt.

4.2 Fremdanamnese und Aufklärung der Angehörigen

Angehörige sind in der Regel gerne bereit, ein Informationsgespräch zu führen, da die Zwangssymptomatik häufig eine erhebliche Belastung für sie darstellt. Bei der Fremdanamnese können Angehörige über ihre Verunsicherung und Überforderung sprechen und Hilfestellungen im Umgang mit der Zwangssymptomatik bekommen. Mythen und Fehlinformationen können korrigiert werden. Der Therapeut bekommt einen besseren Einblick in das familiäre Zusammenleben und die unterschiedlichen Sichtweisen der Familienmitglieder. Keiner soll sich nach dem Erstgespräch als Verlierer fühlen und bei allen Beteiligten soll Hoffung auf Veränderung geweckt werden. Vorrangiges Ziel des Erstkontaktes ist es, eine therapeutische Allianz zu schließen und die Bereitschaft für weitere Gesprächen aufzubauen.

Im Erstgespräch soll eine therapeutische Allianz geschlossen werden

Entwurf einer „Landkarte" von der Familie

Um sich einen ersten Überblick über die Zwangssymptomatik, die familiäre Interaktion und die Einstellungen gegenüber der Erkrankung zu verschaffen, sollten folgende Bereiche abgefragt werden:

- Wann hat die Symptomatik begonnen? Gab es im Vorfeld irgendwelche Belastungen oder Lebensveränderungen?
- Wie hat sich die Symptomatik entwickelt? Unter welchen Umständen hat sie sich verstärkt bzw. abgeschwächt?
- Wie sehr sind die Angehörigen in die Rituale involviert, wie sehr ordnen sie sich der Symptomatik unter?
- Fordert der Patient Rückversicherungen ein? Wenn ja, wie gehen die Angehörigen damit um?
- Hat die Erkrankung zur Isolation der Familie geführt? Wenn ja, aus welchen Gründen?
- Bestehen Schuldgefühle oder Selbstvorwürfe aufgrund der Erkrankung?
- Wie schätzen die Angehörigen die Möglichkeiten des Patienten ein, seine Zwänge zu beeinflussen?
- Welche Erwartungen haben die Familienmitglieder an die Therapie? Welche therapeutischen Erfahrungen haben sie bisher gemacht?

Belastende Ereignisse können dem Beginn der Zwangssymptomatik vorausgehen

Manchmal gehen dem Beginn der Zwangssymptomatik belastende Ereignisse voraus (z. B. der Verlust einer wichtigen Bezugsperson, Belastungen im Beruf, Beginn einer Ausbildung, enttäuschte Erwartungen etc.). Diese können dem Therapeuten zur ersten Hypothesenbildung über die Funktionalität der Zwangssymptomatik dienen.

Die Frage nach der Einbindung der Angehörigen in die Zwangssymptomatik gibt Auskunft darüber, wie flexibel und sozial kompetent die Familienmitglieder Grenzen setzen und wie Grenzen respektiert werden. Es ist dabei wichtig, sich typische Konflikte schildern zu lassen, die mit dem Zwang im Zusammenhang stehen. In der Regel gibt es mindestens einen Angehörigen, der Verständnis für die Zwangsstörung zeigt und dem Patienten Verantwortung abnimmt. Manchmal lässt sich aber auch eine Tendenz zu Feindseligkeit und Entwertung erkennen. Der Therapeut sollte sich ein Bild vom emotionalen Engagement für den Patienten und seine Störung machen. Auch psychische Auffälligkeiten der Angehörigen können im Erstgespräch erkannt werden.

Die Frage nach der Isolation der Familie gibt Hinweise auf den Umgang mit der Zwangsstörung gegenüber der Umwelt. Versucht die Familie, die Zwangsstörung nach außen zu verheimlichen, holt sie sich Hilfe oder will sie alleine damit zurechtkommen? In vielen Familien werden psychische Erkrankungen nach wie vor tabuisiert.

Welchen Einfluss hat ein Zwangspatient auf seine Zwänge?

Die Einschätzung der Angehörigen, welche Möglichkeiten der Einflussnahme der Patient auf seine Zwänge hat, beeinflusst entscheidend den gegenseitigen Umgang. Sind sie der Meinung, dass er nur faul ist und gar keine Erkrankung hat, dann werden sie vermutlich starken Druck auf ihn ausüben. Halten sie den Patienten dagegen für so krank, dass er keinerlei Einfluss auf seine Symptome ausüben kann, werden sie ihm jegliche Verantwortung abnehmen.

Auch sollten die Erwartungen an die bevorstehende Therapie erfragt werden. Gerade nach einem längeren Krankheitsverlauf mit mehreren erfolglosen Therapien wird in der aktuellen Therapie „die letzte Chance“ gesehen, wodurch ein erheblicher Druck auf Patient und Therapeut ausgeübt wird. Unrealistische Erwartungen können an dieser Stelle korrigiert werden. Der Therapeut kann paradox vorgehen und fragen, was er tun müsste, damit auch diese Therapie scheitert. Dadurch lassen sich kritische Bereiche identifizieren, die in der Vergangenheit eine Veränderung blockiert haben.

Was in Entlassungsberichten steht und was Kollegen erzählen, muss nicht mit der Wahrnehmung der Familie übereinstimmen. Es sollte explizit danach gefragt werden, welche therapeutischen Interventionen die Familie bisher als hilfreich und welche sie als kontraproduktiv empfunden hat.

In weiteren Gesprächen wird die Familie über das Störungsbild aufgeklärt. Dabei sollten folgende Themen angesprochen werden:

- *Erkennen von pathologischem Verhalten:* Die Angehörigen müssen informiert werden, dass die Zwangsstörung eine psychische Erkrankung ist und vom Patienten willentlich nur begrenzt beeinflusst werden kann. Die Information, dass es eine biologische Veranlagung zur Entwicklung einer Zwangsstörung gibt, kann von Schuldgefühlen entlasten. Die Angehörigen sollten für charakteristische Zwangsphänomene sensibilisiert werden: Das Einfordern von Rückversicherungen, die Vermeidung zwangsauslösender Situationen und Gegenstände, das mehrfache Wiederholen von Handlungen, das Horten von Gegenständen, das heimliche Ausführen von Ritualen. Diese Aufklärung kann Angehörigen helfen, zwanghaftes Verhalten zu erkennen und von „normalem“ Verhalten zu unterscheiden.

- *Fehlinterpretation der eigenen Gedanken:* Zwangspatientin befürchten häufig, verrückt oder pervers zu sein, weil sie die Irrationalität ihrer Gedanken nicht erkennen (siehe Kapitel 1.3). Die Angehörigen sollten darüber aufgeklärt werden, dass die meisten Menschen irrationale Gedanken haben, die sich unvermittelt aufdrängen. Der Unterschied zwischen einem Zwangspatienten und einem Gesunden liegt darin, dass der Gesunde solche Gedanken als irrational verwirft, der Zwangspatient sich dagegen für diese Gedanken persönlich verantwortlich fühlt. Es handelt sich also um eine Fehlinterpretation. Deswegen ist es nicht das therapeutische Ziel, keine Zwangsbefürchtungen mehr zu haben, sondern diese angemessen zu bewerten!
- *Der Teufelskreis der kurzfristigen Angstreduktion:* Um im nächsten Schritt die Aufrechterhaltung der Zwänge zu erklären, bietet sich das Zwei-Faktoren-Modell von Mowrer (siehe Kapitel 1.3) an: Zwangsbefürchtungen erzeugen Angst und Anspannung. Diese Anspannung kann der Betroffene kurzfristig reduzieren, indem er offene oder verdeckte (d. h. in Gedanken) Zwangshandlungen ausübt, sich rückversichert oder aber Auslöser vermeidet. Dadurch kommt es letztlich zur Aufrechterhaltung der Zwangsstörung, denn eine Neubewertung der Zwangsbefürchtungen wird so verhindert.
- *Warnung vor zu hohen Therapieerwartungen:* Trotz inzwischen verbesserter Therapiemöglichkeiten sollte vor zu hohen Therapieerwartungen gewarnt werden. Veränderung findet in kleinen Schritten statt und ist auch mit Rückfällen verbunden. Wenn die Symptomatik schon seit Jahren besteht, ist sie hoch automatisiert und hat wichtige Funktionen im Leben des Patienten. Die Familie muss informiert werden, dass es den Patienten er-

Beispiel

Ein junger Zwangspatient befürchtete, seine Familie ungewollt mit HIV zu infizieren. Obwohl ihm der Übertragungsmodus bekannt war, konnte er sich nicht sicher sein, in einem unkontrollierten Moment (z. B. unter Alkoholeinfluss) mit Blut in Kontakt gekommen zu sein und dieses an die Familienmitglieder weitergegeben zu haben. Es war ihm bewusst, dass dies eigentlich nicht der Fall sein konnte und doch erlebte er schwere Schuldgefühle wegen seiner aggressiven Zwangsbefürchtungen. Er musste immer wieder an Abende denken, an denen er unter Alkoholeinfluss gestand war, um ein mögliches Fehlverhalten zu erinnern. Doch konnte er durch diese gedanklichen Kontrollen nur kurzfristige Entlastung, aber keine dauerhafte Gewissheit erlangen, was ihn über Monate quälte. Er vermied es, in der Öffentlichkeit Gegenstände zu berühren, da diese von unbekannten Menschen hätten infiziert sein können. Wenn es doch zur Berührung gekommen war, musste er sich intensiv die Hände waschen. Durch sein Vermeidungsverhalten und seine Kontroll- und Waschzwänge bewirkte er, dass seine Zwangsbefürchtungen aufrechterhalten wurden.

hebliche Anstrengung kosten wird, nach und nach auf seine Zwänge zu verzichten. Kanfer (Kanfer et al., 1996) meint, man solle dem Patienten zuerst eine Leiter hinstellen, bevor man ihm den Ast absägt, auf dem er sitzt. So gesehen muss der Zwangspatient zuerst neue Kompetenzen aufbauen, bevor er (dauerhaft) seine Symptome aufgeben kann. Entscheidend ist aber nicht die völlige Aufgabe der Symptomatik, sondern eine Reduktion und ein Verständnis der Funktion der Zwänge. Nur wenn die zugrunde liegenden Problembereiche anders gelöst werden können, ist mit einer guten Prognose zu rechnen. Der Zwang kann im weiteren Verlauf als Warnsignal verstanden werden: er meldet sich, wenn der Patient gerade keine anderen Lösungen für seine Probleme findet.

Entscheidend ist ein Verständnis der Funktion der Zwänge

- *Empfehlung von Selbsthilfeliteratur und Selbsthilfegruppen:* Therapiezeit ist begrenzt und es ist für Angehörige nicht immer möglich, an Therapiesitzungen teilzunehmen. Wertvolle Informationen zur Zwangsstörung können durch Fachgesellschaften, Selbsthilfeliteratur und im Austausch mit anderen Betroffenen gewonnen werden (siehe hierzu den Anhang). Je mehr Patient und Angehörige über das Störungsbild wissen, desto kompetenter können sie sich verhalten. Die Teilnahme an Selbsthilfegruppen (siehe Anhang) ermöglicht es den Betroffenen, ihr Schicksal mit anderen zu teilen und die erlebte Isolation zu überwinden.
- *Aufklärung über den Stellenwert des Expositionstrainings und der Reaktionsverhinderung:* Ob in der ambulanten oder in der stationären Verhaltenstherapie, das Expositionstraining mit Reaktionsverhinderung hat sich als die Intervention der Wahl bei der Therapie von Zwangsstörungen bewährt. Durch regelmäßiges Training und mit therapeutischer Unterstützung lernt der Patient auf seine Zwänge zu verzichten. Die anfänglich sehr hohe Anspannung und Angst bei den Übungen wird im Laufe der Zeit immer geringer. Das Expositionstraining erfordert eine hohe Therapiemotivation, da der Patient intensive Angst und Anspannung aushalten muss. Das Expositionstraining alleine aber löst nicht die zugrundeliegenden Konflikte! Es ermöglicht lediglich die Erfahrung, dass aversive Emotionen (und die damit verbundene Anspannung) aushaltbar sind und auch ohne Zwänge nachlassen.

Das Expositionstraining löst nicht die zugrundeliegenden Konflikte

- *Aufklärung über die Rückfallgefahr nach einem stationären Aufenthalt und Präventionsmöglichkeiten:* Ein erfolgreicher Therapieverlauf in der Klinik garantiert leider noch nicht einen dauerhaften Therapieerfolg. Wenn durch Reizkonfrontation im Rahmen eines stationären Aufenthaltes die Zwänge deutlich reduziert werden konnten, reagieren Patienten und Angehörige häufig euphorisch. Der Patient hat die Erfahrung gemacht, dass er (im stationären Kontext) auf die Zwänge verzichten kann. Die zwangsauslösenden Stimuli im persönlichen Umfeld des Patienten sind aber als besonders kritisch zu bewerten. Zur Aufrechterhaltung des Therapieerfolges haben sich aus klinischer Sicht zwei Vorgehensweisen bewährt:
  1. Das Aufsuchen der Wohnung gemeinsam mit dem Patienten („Homeflooding", siehe Kapitel 3.2): Der Patient konfrontiert sich mit zwangs-

auslösenden Gegenständen und Situationen im persönlichen Umfeld. In Anwesenheit des Therapeuten versucht er, den Zwängen zu widerstehen. Die dabei auftretenden Emotionen und Erinnerungen liefern wichtige Hinweise auf zugrunde liegende Konflikte.

2. *Weitere Familiengespräche:* Da Zwänge familiäre Konflikte provozieren und diese Konflikte aufrechterhaltende Bedingungen darstellen können, haben Familiengespräche bei unserem integrativen Ansatz einen festen Platz. Kann die Familie für weitere Gespräche gewonnen werden, folgt das zweite Gespräch am Ende der 14-tägigen Reizkonfrontation („Flooding"). In dieser Zeit setzt sich der Patient mit unterdrückten Emotionen auseinander und ist dementsprechend eher in der Lage, Konflikte mit Angehörigen anzusprechen.

- *Offenes Ansprechen problematischer Interaktionen:* Sollte es in den Gesprächen mit den Angehörigen durch Aufklärung über das Störungsbild nicht möglich sein, problematische Interaktionen zu korrigieren, so muss der Therapeut die Angehörigen (z. B. die Eltern) damit konfrontieren, dass ihr Verhalten sich kontraproduktiv auf den Therapieverlauf auswirkt. Dies kann sowohl bei Überfürsorge wie auch bei übermäßiger Kontrolle oder emotionaler Vernachlässigung der Fall sein. Sollten auch diese Bemühungen nicht erfolgreich sein, so ist eine zeitlich begrenzte Herausnahme aus dem Milieu zu empfehlen, um pathologische Interaktionsmuster zu unterbrechen und neue Beziehungserfahrungen zu ermöglichen. Dies kann durch einen stationären Aufenthalt oder den Umzug in eine therapeutische Wohngemeinschaft realisiert werden.

Zusammenfassung

Die Zwangsstörung ist eine Erkrankung, die weitreichende Auswirkungen auf das Leben der ganzen Familie hat. Gleichzeitig ist sie eine Erkrankung, die für die meisten Menschen – und oft auch für die Betroffenen selbst – kaum nachvollziehbar ist. Deswegen sollten Betroffene wie auch Angehörige ausführlich über das Störungsbild informiert werden. Erst das tiefergehende Verständnis der emotionsregulierenden Funktion der Zwangsstörung ermöglicht das Verständnis der Funktionalität im individuellen Fall. Informationsvermittlung und Transparenz bezüglich der Therapiestrategie fördern die Eigenverantwortung und Mitbestimmung von Patient und Angehörigen. Durch die Fremdanamnese erhält der Therapeut wertvolle Informationen, durch die Aufklärung über die Funktionsweise der Zwangsstörung ergeben sich therapeutische Ansatzpunkte für die Familie.[10]

10 So ergibt sich je nach schulenspezifischer Ausrichtung ein anderer Ansatz: Aus verhaltenstherapeutischer Sicht würde man sagen, der Therapeut macht den Patienten und seine Familie zu Experten der Störung. Aus systemischer Sicht dagegen nutzt der Therapeut das Expertentum des Klientensystems, um eine Musterunterbrechung zu unterstützen (vgl. dazu Strunk & Schiepek, 2006).

Bei einer psychischen Erkrankung wie der Zwangsstörung, die durch massive Angst und ein starkes Kontrollbedürfnis gekennzeichnet ist, muss jeder Therapieschritt genau vorbesprochen werden. Wenn der Patient und seine Angehörigen über zu erwartende Schwierigkeiten und Krisen im Therapieverlauf gut informiert sind, werden sie diese weniger bedrohlich erleben. Im Sinne einer systemischen Kundenorientierung müssen alle an der Therapie Beteiligten zu jedem Zeitpunkt auch die Möglichkeit haben, sich gegen geplante therapeutische Interventionen zu entscheiden. Dieses transparente Vorgehen fördert das Vertrauen in den therapeutischen Prozess. Vertrauen ist eine Vorraussetzung für Veränderung.

4.3 Vom Informationsgespräch zur Familientherapie

Konnte die Familie für weitere Gespräche gewonnen werden, so sollte diskutiert werden, wie die Angehörigen in eine Verhaltenstherapie eingebunden werden können. Angehörige sind häufig verunsichert, wie sie sich gegenüber dem Patienten verhalten sollen. Manche befürchten, dem Patienten zu schaden, wenn sie Forderungen stellen oder sich gegen die Zwangssymptomatik wehren. Es ist hilfreich, sich problematische Situationen aus dem Alltag schildern zu lassen und mit der Familie einen konstruktiven Umgang einzuüben. In diesem Kapitel wird der Umgang mit prototypischen familiären Problembereichen und Konflikten beschrieben. Ziel dieser Familiengespräche ist es, den Transfer der therapeutischen Inhalte in den Alltag zu verbessern und somit eine effektivere Therapie anzubieten.

Explorieren von anstehenden Reifungsschritten

Zwänge blockieren anstehende Reifungsschritte

Bei jungen Zwangspatienten, die noch zu Hause leben, sollte gemeinsam mit den Eltern überlegt werden, welche Entwicklungsaufgaben und welche Reifungsschritte anstehen würden, wenn der Zwang nicht mehr vorhanden wäre. Hierbei hilfreiche Fragen sind: „Womit müsste Ihr Sohn sich befassen, wenn er die Zwänge nicht mehr hätte?“, „Welche Aufgaben wären für sein Alter angemessen?“. Aus solchen Gesprächen sind die anstehenden Reifungsschritte ableitbar: Geht es um das Erlernen lebenspraktischer Fähigkeiten (Haushaltsführung, Kochen, Waschen etc.)? Hat der Patient Kontaktschwierigkeiten gegenüber Gleichaltrigen und lebt sozial zurückgezogen? Fehlen Freizeitaktivitäten und Hobbies? Geht es um eine ambivalente Haltung gegenüber Paarbeziehungen und sexuellen Erfahrungen?

Es geht um Musterveränderungen in Beziehungen

Empfindet der Patient übermäßige Loyalität gegenüber seinen Eltern? Macht er sich Sorgen um einen Elternteil, und zieht deswegen nicht aus?

Solche Fragen dienen der Hypothesenbildung und regen die Familienmitglieder zum Nachdenken an, welche Funktionalität die Zwangsstörung in ihrem System haben könnte. Es geht hierbei nicht nur um Musterveränderungen im funktionalen Bezug zum Zwangsverhalten (z. B. Auslöser und Konsequenzen), sondern im Bezug auf das Beziehungsmuster innerhalb der Familie.

Beispiel

Eine 18-jährige Patientin kommt mit HIV-Infektionsängsten und Waschzwängen in die Klinik. Die Zwänge seien exazerbiert, nachdem sie ihre Ausbildung zur Erzieherin abgebrochen hat. Sie könne die Wohnung nicht mehr verlassen, weil sie befürchte, sich auf fremden Toiletten zu infizieren. Sie umarme ihre kleine Schwester nicht mehr, um sie vor einer möglichen HIV-Infektion zu schützen. Bei näherer Exploration wird deutlich, dass die kleine Schwester vermehrt Aufmerksamkeit von der Mutter bekommt, seitdem sie unter Schulängsten leidet. Die Eltern haben seit Jahren Ehekonflikte und die Mutter hat schon mehrfach mit Auszug und auch mit Suizid gedroht.

Den Zwängen der Patientin liegen vermutlich unterdrückte Aggressionen gegenüber der Schwester und Zuwendungswünsche gegenüber den Eltern zugrunde. Solange die familiären Beziehungsmuster nicht verändert werden, ist ein Fortbestand der Zwänge sehr wahrscheinlich und eine Ablösung vom Elternhaus erschwert.

Klärung der Verantwortlichkeiten

Dass eine Zwangsstörung über viele Jahre persistiert, wird oft durch das Verhalten der Angehörigen ermöglicht oder zumindest begünstigt. Zur Klärung der Verantwortlichkeit bei der Aufrechterhaltung der Zwänge kann paradox gefragt werden: „Was müsste jeder von Ihnen (weiterhin) tun, damit sich nichts verändert, damit die Zwänge (weiterhin) bestehen bleiben?“

So eine Frage verwirrt zunächst, da ja alle daran interessiert sind, die Zwänge so schnell wie möglich loszuwerden. Durch diese provokante Fragestellung kann den Angehörigen demonstriert werden, wie jeder Einzelne zur Aufrechterhaltung der Zwänge beiträgt. Dies impliziert potenzielle Veränderungsmöglichkeiten für die einzelnen Familienmitglieder. Es ist darauf zu achten, dass die Angehörigen Phantasien darüber entwickeln, wie sie dem Patienten anders helfen könnten als bisher. Die Unterstützung beim Zwang sollte zurückgefahren werden zugunsten eines Eingehens auf die sonstige Bedürfnisstruktur des Patienten.

Beispiel

Ein 23-jähriger Abiturient kommt nach Beendigung seiner Banklehre wegen schwerer Wiederholungszwänge und Zwangsgedanken in Behandlung. Er kenne Zwänge schon seit seiner Jugend, sie seien aber nie zuvor so stark ausgeprägt gewesen. Aufgrund der Zwänge könne er sich nicht für eine Studienrichtung entscheiden. Bereits nach dem Abitur habe er diese Entscheidungsschwierigkeiten gehabt und sich deswegen für eine Banklehre entschlossen. Nun habe er diese abgeschlossen und die Frage der akademischen Ausrichtung stellt sich erneut.

Nach der Banklehre sei der Patient nach Aussage der Eltern zu einem Kind regrediert. Er sei nicht mehr in der Lage gewesen, sich alleine anzuziehen und im Haushalt mitzuhelfen. Zuerst hätten die Eltern Druck ausgeübt. Nachdem dies aber nicht geholfen habe, hätten sie ihn bis zur Klinikeinweisung wie ein Kind versorgt. Im Verlauf der stationären Therapie konnten die Ablösungsängste thematisiert und soziale Kompetenzen aufgebaut werden. Durch die Distanz zum Elternhaus machte der Patient die Erfahrung, dass räumliche Entfernung aushaltbar ist und keinen Beziehungsabbruch bedeutet. Er lernte in der Klinik Verantwortung zu übernehmen, Ängste auszuhalten und sich um (außerfamiliäre) soziale Kontakte zu kümmern.

Im abschließenden Familiengespräch wurde vereinbart, dass der Patient von seinen Eltern keine Entlastung seiner altersentsprechenden Pflichten und auch keine Rückversicherungen mehr bekommt. Dafür sollten einmal wöchentlich Freizeitaktivitäten (Kinobesuch, Stadtbummel etc.) entweder mit der Mutter oder mit dem Vater stattfinden, bei denen der Patient über das spricht, was ihn aktuell beschäftigt. In der Therapie hatte sich herausgestellt, dass er mit einem Umzug in ein Studentenwohnheim Haltlosigkeit und fehlenden Kontakt zur Familie assoziierte. Es sei ihm „schon immer“ schwer gefallen sich zu öffnen und er habe den emotionalen Austausch mit den Eltern vermisst.

Die Suche nach einem neuen Gleichgewicht

Ein Leben ohne Zwänge bedeutet für das gesamte soziale System des Patienten neue Möglichkeiten und Herausforderungen. Deswegen ist es in Therapiegesprächen wichtig, sich nicht nur auf den Patienten zu fokussieren. Es können neue Wirklichkeiten ohne die Zwangssymptomatik konstruiert werden. Der Therapeut kann z. B. fragen, welche Auswirkungen eine zunehmende Selbstständigkeit des Patienten auf die Angehörigen hätte. Gerade in chronifizierten Fällen beschäftigt das Thema Zwang die Familie über viele Jahre. Der Therapeut sollte hierbei zirkulär fragen, da jeder davon ausgeht, dass ein Leben ohne den Zwang einfacher sein wird:

- „Wie werden Sie ihre gemeinsame Freizeit verbringen, wenn Ihre Frau keine Zwänge mehr hat?"
- „Worüber werden Ihre Eltern streiten, wenn sie sich nicht mehr über Ihre Zwänge aufregen müssen?"
- „Was wird es für Ihren Partner bedeuten, wenn Sie wieder in der Lage sein werden, alleine Auto zu fahren und abends mit Freunden ausgehen?"
- „Mit wem wird sich Ihr Vater am liebsten unterhalten, wenn Sie wieder einen Partner haben?"

Probleme der Angehörigen können durch die Zwangsstörung des Patienten überdeckt sein

Diese Fragen sollen andeuten, dass ein Wegfall der Zwangsstörung z. T. gravierende Konsequenzen für die Angehörigen haben kann. Defizite und Problem der Angehörigen können durch die Zwangsstörung des Patienten ausgeblendet worden sein. Diese Veränderungsfragen können den Patienten entlasten und die Mitverantwortung der Angehörigen für den Veränderungsprozess betonen (siehe Abb. 13).

Bei Zwangspatienten findet sich häufig ein geringes Selbstwertgefühl und reale oder vermutete Defizite in der eigenständigen Lebensführung. Dieses Selbstbild bewirkt ein hohes Sicherheitsbedürfnis und eine Abhängigkeit von Bezugspersonen. Latent vorhandene interpersonelle Konflikte werden nicht offen ausgetragen, erzeugen aber eine hohe Konfliktspannung. Diese Anspannung kann über die Zwänge ausagiert werden. Der Fokus der Aufmerksamkeit wird von den Beziehungskonflikten weg auf die Symptome gerichtet. Außerdem kann der Patient über die Zwangsstörung sein Umfeld kontrollieren, wenn sich die Bezugspersonen dem Zwang unterordnen.

Beispiel

Eine 35-jährige Patientin kommt wegen Angst vor einer Fußpilzinfektion und daraus resultierenden Waschzwängen in stationäre Behandlung. Sie fühlt sich seit Jahren von ihrem Ehemann bevormundet und hat sich bisher untergeordnet. Seitdem sie Zwänge hat, schreibt sie ihm vor, was in der gemeinsamen Wohnung mit seinen Füßen in Kontakt kommen darf und was nicht. Sie erwartet von ihm, dass er im Ehebett Socken trägt, weil sie eine Infektion durch seine Füße befürchtet, obwohl seine Fußpilzerkrankung bereits Jahre zurückliegt.

Bei den Paargesprächen sieht ihr Ehemann ausschließlich in der Zwangsstörung das Problem und ignoriert die von ihr angesprochenen Konflikte in der Paarbeziehung. Seine Frau soll in der Klinik ihre Zwänge loswerden, damit wieder alles so wird wie früher. Er ist nicht bereit, sich auf eine konstruktive Auseinandersetzung mit seiner Frau einzulassen. Nach einem längeren Prozess der Trennungsambivalenz entscheidet sie sich für die Trennung und organisiert noch während ihres stationären Aufenthaltes den Auszug.

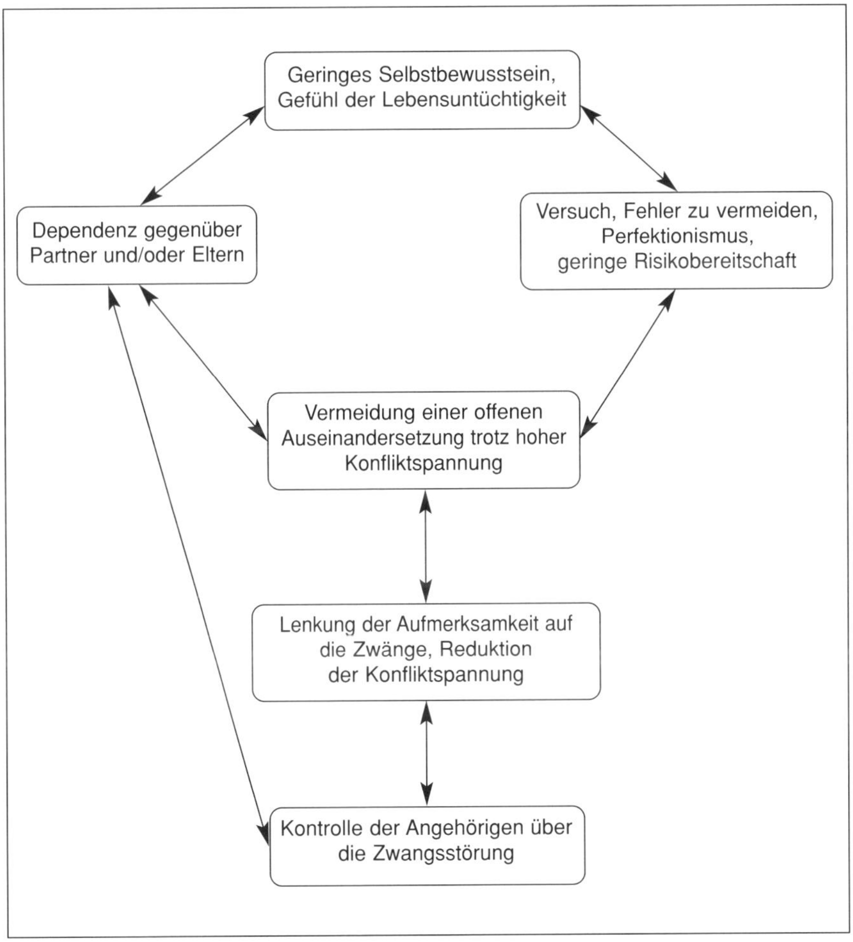

Abbildung 13:
Familiärer Teufelskreis bei Zwangsstörungen

Bereitschaft zur gestuften Reizkonfrontation

Voraussetzung für eine Verhaltenstherapie ist die Bereitschaft des Patienten, von Anfang an am Abbau seiner Zwangssymptomatik zu arbeiten. Dies bedeutet, dass er sich mit den Zwangsbefürchtungen konfrontiert und Vermeidungsverhalten sowie neutralisierende Zwangshandlungen zunehmend unterlässt. Das Zulassen der Zwangsbefürchtungen und der nachfolgend erlebte Spannungsabfall ermöglichen eine Neubewertung der quälenden Zwangsbefürchtungen.

Konfrontiert sich der Patient nicht mit den schwierigsten Situationen und Gedanken, so besteht eine erhöhte Rückfallgefahr

Nach der detaillierten Exploration der Zwangsbefürchtungen wird eine Hierarchie der Zwänge aufgestellt. Der Therapeut fragt hierzu: „Welche Gedanken und welche Situationen bringen Sie am meisten unter Druck, welche vermeiden Sie am meisten?“ Konfrontiert sich der Patient nicht mit den schwierigsten Situationen und Gedanken, so besteht eine erhöhte Rückfallgefahr. Die identifizierten Situationen werden zu Übungen umformuliert und dienen im weiteren Therapieverlauf als Hausaufgaben. Anfänglich sollten leichtere Übungen gewählt werden, damit der Patient Erfolgserlebnisse hat und Erfahrungen der Selbstwirksamkeit macht. In der stationären Therapie wird nach einer 2- bis 3-wöchigen Vorbereitungsphase ein Vertrag mit dem Patienten aufgesetzt (Floodingvertrag), in dem er sich schriftlich verpflichtet, die festgelegten Aufgaben zu üben und auf seine Zwänge zu verzichten (siehe Kapitel 3.2). Natürlich kann die Einhaltung eines solchen Vertrages weder vom Therapeuten noch von den Angehörigen zu 100 % kontrolliert werden. Ziel dieser Intervention ist es vielmehr, dass sich der Patient für einen definierten Zeitraum auf die Durchführung schwieriger Übungen einlässt (vgl. Loth, 1998). Die Erfüllung des Vertrages kann als Indikator für den Therapiefortschritt sowie für Stagnationen verstanden werden. Für den Alltag sinnvolle Übungen können in einen Erhaltungsvertrag ohne zeitliche Befristung aufgenommen werden. Der Erhaltungsvertrag kann den Patienten daran erinnern, auch im Alltag den Zwängen nicht nachzugeben.

Beispiel

Eine Patientin mit der Zwangsbefürchtung, ihre Familie zu schädigen, gibt als schwierigste Aufgabe an, für die Familie zu kochen ohne die Kochtöpfe mehrfach auszuwaschen und das Verfallsdatum von Nahrungsmitteln zu kontrollieren. Außerdem müssen sich sämtliche Reinigungsmittel außerhalb der Küche befinden, wenn sie die Mahlzeiten zubereitet. Die Vorstellung, ihre Angehörigen könnten sterben, weil sie unachtsam war, erzeugt bei ihr quälende Schuldgefühle. Das Kochen fiel ihr leichter, wenn ihr Mann den Einkauf machte, weil sie dann die Verantwortung für die Lebensmittel an ihn abgeben konnte. Kochte sie nur für sich, hatte sie keinerlei Zwangsbefürchtungen. Sie sollte sich eine nicht zu schwere Aufgabe überlegen, um die Reizkonfrontation zu beginnen. Sie entschloss sich, jeden zweiten Tag gemeinsam mit dem Ehemann Lebensmittel einzukaufen, ohne das Verfallsdatum zu kontrollieren und ohne sich bei ihm rückzuversichern. Die nächst schwierigere Aufgabe sollte erst begonnen werden, wenn bei der aktuellen Aufgabe keine Spannung mehr entsteht. Sie wurde instruiert, die Übungssituation zu protokollieren: Sie notierte ihre Anspannung (auf einer Skala von 1 bis 10) vor und nach der Übung. Außerdem sollte sie ihre Gedanken, Gefühle und körperlichen Reaktionen während der Übung beobachten und anschließend aufschreiben. Nach zwei Wochen konnte eine schwierigere Übung vereinbart werden, da keine wesentliche Spannung mehr auftrat.

Die Patienten müssen vor den Expositionsübungen wissen, was sie erwartet. Bisher haben sie nur die Erfahrung gemacht, dass Vermeidungsverhalten und Zwänge die körperliche und emotionale Anspannung reduzieren. Exponiert sich der Patient und unterlässt die Zwangshandlungen (=Reaktionsverhinderung), dann erlebt er, dass seine Anspannung nicht unendlich ansteigt und auch von alleine wieder abfällt. Dies sollte ihm anhand einer Spannungskurve demonstriert werden (siehe Abb. 14).

Vor der Exposition sollte der Patient über den zu erwartenden Spannungsverlauf informiert werden

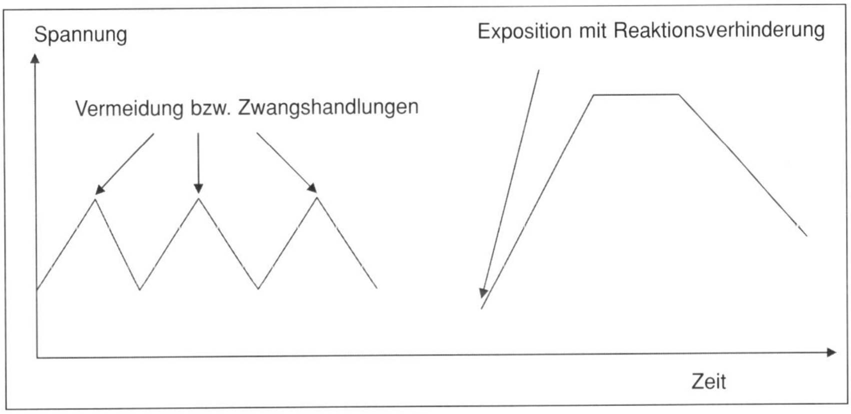

Abbildung 14:
Spannungskurven

Links Spannungsverlauf bei Vermeidungsverhalten bzw. nach Zwangshandlungen: Sobald die aversiven Affekte und die damit verbundene körperliche Anspannung ansteigt, werden zur Spannungsreduktion Zwänge ausgeführt bzw. der auslösende Reiz vermieden. Rechts daneben sieht man den idealtypischen Spannungsverlauf bei Exposition mit Reaktionsverhinderung:

Der Patient stellt sich solange dem auslösenden Reiz, bis sich ein Plateau einstellt und die Anspannung von alleine wieder abfällt. Dadurch macht er die Erfahrung, dass aversive Affekte auch ohne Zwänge bzw. ohne Vermeidung wieder nachlassen.

Die Dauer der Exposition hängt von der Stärke des Angsterlebens ab. Sie sollte erst nach deutlicher Angstreduktion beendet werden. Wegen der geringeren psychischen Belastbarkeit und aus motivationalen Gründen empfehlen Wewetzer et al. (2003b) bei Kindern eine graduierte Exposition. Bei Erwachsenen hat sich die Reizüberflutung (Flooding) bewährt, da sie zu einer schnellen und deutlichen Symptomreduktion führt. Allerdings sollten auch bei Erwachsenen zur Vorbereitung auf das Flooding leichtere Übungen durchgeführt werden.

Bei einem Vorherrschen von Zwangsgedanken kann der Patient seine schlimmsten Befürchtungen auf ein Tonband sprechen und sich dieses mehrfach am Tage anhören und vorstellen (= Exposition in sensu). Eine reine Expositionsbehandlung erweist sich bei Zwangsgedanken in der Regel als unzureichend. Hier bedarf es kognitiver Techniken (z. B. einer kognitiven Umstrukturierung) und vor allem der Bearbeitung aufrechterhaltender Bedingungen (z. B. soziales Kompetenztraining bei sozialen Ängsten). Die in der älteren Literatur beschriebene „Gedanken-Stopp-Technik“ ist nicht empfehlenswert, da sie nur eine Form der kognitiven Vermeidung darstellt. Der Patient sollte lernen, die ängstigenden Gedanken zuzulassen bis sich eine Habituation einstellt. Der Therapeut kann für die Zwangsgedanken die Metapher einer Zugfahrt verwenden, bei der der Patient aus dem Fenster schaut und die Zwangsgedanken wie die Landschaft an sich vorbeiziehen lässt. Er registriert die Gedanken zwar, schenkt ihnen aber keine Beachtung.

Der Patient sollte lernen, die ängstigenden Gedanken zuzulassen

Aushandeln von Grenzen

Wurden Angehörige in Rituale eingebunden, muss diskutiert werden, wie sie sich besser abgrenzen können. Wichtig dabei ist, dass der Patient die Notwendigkeit einer solchen Abgrenzung einsieht. Auch hier gilt das Prinzip der kleinen Schritte: Die Unterstützung durch die Angehörigen sollte nicht abrupt entzogen werden, da hierdurch eine Zunahme der Zwangssymptomatik provoziert werden kann. Es sollte gemeinsam überlegt werden, welches Verhalten der Angehörigen für den Patienten hilfreich sein könnte, ohne dass damit der Zwang unterstützt wird. Im obigen Fallbeispiel haben wir vorgeschlagen, dass die Patientin gemeinsam mit ihrem Ehemann einkaufen geht. So musste sie aus ihrer Sicht nicht die alleinige Verantwortung für den Lebensmittelkauf tragen. Allerdings wurde vereinbart, dass die Patientin keinerlei Rückversicherungen einfordern darf und die Nahrungsmittel alleine auswählen muss. Den Ehemann befragten wir beim nächsten Termin, welche Fortschritte und welche Schwierigkeiten er beobachten konnte. Kritische Rückmeldungen sind durchaus sinnvoll, solange sie konstruktiv formuliert werden. Rituale des Patienten dürfen aber auf keinen Fall gewaltsam unterbrochen werden. Es muss die freie Entscheidung eines Zwangspatienten sein, auf seine Rituale zu verzichten bzw. sie zu beenden.

Zwänge und Rituale dürfen nicht gewaltsam unterbrochen werden

Jugendliche und junge Erwachsene werden von ihren Eltern in der Ausübung der Zwänge unterstützt, weil sich die Eltern dadurch ein besseres Funktionieren im Alltag erhoffen. Erfahrungsgemäß stellt sich genau das Gegenteil ein. Dem Patienten müssen die Eltern angemessene Grenzen setzen. Wenn dies zu Konflikten führt, werden diese in den Therapiesitzungen bearbeitet. Solange der Patient darauf besteht, dass sich die Angehörigen seinem Zwangssystem unterordnen, ist mit dem Patienten keine Therapie möglich. In solchen Fällen sollte der Therapeut die Angehörigen ermutigen, sich gegenüber dem Patienten angemessen abzugrenzen.

Beispiel

Eine Zwangspatientin mit Kontroll- und Waschzwängen diktierte das gesamte Verhalten ihres Ehemannes, sobald dieser die Wohnung betrat. Sie schrieb ihm vor, auf welchem Stuhl er sitzen sollte, wie er sich die Hände zu waschen hatte, welche Schranktüren er benutzen durfte usw. Durch die Zwänge hatte sie die absolute Kontrolle über ihn. Nach einigen Monaten hielt er diesen Zustand nicht mehr aus und zog in eine eigene Wohnung. Erst nachdem die Patientin in die Klinik gekommen war, zog er wieder in die gemeinsame Wohnung zurück. Es ging um die Frage, ob ein weiteres Zusammenleben des Paares überhaupt möglich sei. Die Patientin argumentierte immer wieder, sie wolle trotz der vergangenen Kränkungen mit ihrem Mann zusammen bleiben, wisse aber nicht, wie dies mit ihren Zwängen möglich sein soll.

In der Klinik gelang es ihr durch Reizkonfrontation relativ schnell, ihre Zwänge abzubauen. Auch das Heimflooding war erfolgreich, denn ihr Mann war tagsüber nicht zu Hause. Als aber der Entlassungstermin näher rückte, kamen ihr Zweifel, ob sie das Zusammenwohnen „ertragen" werde. In den Paargesprächen wurde deutlich, dass sie ein Aufgeben ihrer Zwänge als Machtverlust gegenüber ihrem Mann erlebte. So wie er sie jahrelang kritisiert und kontrolliert hatte, so kontrollierte sie ihn nun über ihre Zwänge. Wir stellten klar, dass die Patientin nach ihrer stationären Therapie keine weitere Unterordnung ihres Mannes unter ihr Zwangssystem erwarten könne. Mit Hilfe von ambulanten Paargesprächen begleitend zur Einzeltherapie wurde die Trennungsambivalenz der Patientin bearbeitet.

Mögliche Schwierigkeiten im Therapieverlauf

Es kann vorkommen, dass bei manchen Übungen kein wesentlicher Spannungsabfall eintritt. Dies kann verschiedene Gründe haben:

- Der Patient hat nicht konsequent geübt. Konsequenz: Der Therapeut macht eine Motivationsanalyse und fragt nach den möglichen Folgen für die Familie („Was würde es für jeden einzelnen von Ihnen bedeuten, wenn die Therapie erfolgreich ist oder aber sich durch die Therapie nichts verändert?“).
- Der Patient hat die Übungen zwar regelmäßig durchgeführt, dabei aber an etwas anderes gedacht (kognitive Vermeidung) oder in Gedanken Gegenrituale ausgeführt (Neutralisation). Dadurch hat er die Wahrnehmung der vollen emotionalen und körperlichen Anspannung vermieden. Konsequenz: Der Therapeut versucht durch die Exploration der Körperwahrnehmung die Wahrnehmung der Emotionen zu fokussieren. Zwangspatienten nehmen intensive Gefühle wie Wut oder Trauer häufig nur als starke körperliche Anspannung wahr. Indem der Patient in der Übungssituation benennt, welche körperlichen Empfindungen er hat, gewinnt er einen besseren Zugang zu seinen Emotionen.
- Der Patient kommt mit der Reizkonfrontation gut voran, weigert sich aber, sinnvolle Übungen durchzuführen. Konsequenz: Der Therapeut sollte überprüfen, wofür der Zwang steht. Vielleicht braucht der Patient den Schutz des Zwanges noch und muss zuerst interpersonelle oder persönliche Konflikte lösen (siehe obiges Beispiel).

Es kommt relativ häufig vor, dass Zwangspatienten trotz therapeutischer Vereinbarungen ihre Angehörigen um Rückversicherungen bitten oder anderweitig einbinden. Es sollte im Vorfeld diskutiert werden, wie Angehörige mit solchen „Verstößen“ umgehen. Sie können den Patienten z. B. in der Situation an die getroffenen Vereinbarungen erinnern: „Der Therapeut hat uns erklärt, dass wir Dir mit Rückversicherungen nur kurzfristig helfen, langfristig aber schaden. Du weißt, dass wir damit den Zwang aufrechterhalten. Was könnte für Dich sonst noch hilfreich sein?“

Eine Auszeit kann Eskalationen verhindern

Manchmal ist eine Auszeit (Time-out-Technik) die einzige Möglichkeit, um eine Eskalation zu vermeiden. Patient und Angehörige distanzieren sich nach vorheriger Absprache räumlich für ca. eine halbe Stunde. Dies soll dem Patienten Zeit zum Nachdenken geben und die Angehörigen bei der Abgrenzung unterstützen. Auch für die Angehörigen kann die räumliche Distanz schwierig sein, da sie den Patienten „alleine“ lassen und vielleicht Schuldgefühle aushalten müssen. Nach dem Time-out kommt man wieder zusammen und sucht mit klarem Kopf nach einer konstruktiven Lösung.

Problematische Situationen können im Rollenspiel durchgespielt werden. Der Therapeut dient dabei als Modell oder als Coach. Wir nehmen die Rol-

Beispiel

Ein fürsorglicher Ehemann wurde regelmäßig durch stundenlange Diskussionen über die Zwangssymptomatik und durch Rückversicherungen in die Zwänge eingebunden. Wurde er ungeduldig oder versuchte er das Gespräch zu beenden, so machte seine Frau subtile Suiziddrohungen. Es war ihm anfänglich nicht möglich, sie in dieser Situation alleine zu lassen. Bei genauer Exploration stellte sich heraus, dass sich hinter den Suiziddrohungen nicht wirkliche Suizidalität, sondern Ohnmacht und Wut über die eigene „Unfähigkeit" verbarg. Die Patientin verpflichtete sich in der Therapiesitzung, bei akuter Suizidalität eine psychiatrische Klinik aufzusuchen, ansonsten aber gegenüber ihrem Ehemann keine Suiziddrohungen mehr auszusprechen. Beide wurden angeleitet, sich in solchen Situationen für eine halbe Stunde räumlich zu distanzieren und anschließend über ihre Gefühle zu sprechen. Dadurch nahmen die Suiziddrohungen und die endlosen Gespräche über die Zwangssymptomatik ab.

lenspiele auf Video auf und analysieren sie gemeinsam mit den Akteuren. Einzelne Szenen können mehrfach wiederholt werden, bis das erwünschte Verhalten erreicht wird (Shaping). Der Therapeut kann einen Angehörigen spielen oder dem Patienten soufflieren. Er verstärkt nach jeder Szene das erwünschte Verhalten, unerwünschtes korrigiert er. Für die Familie ist es wichtig, einen neuen Umgang miteinander zu erleben, um sich aus alten Verhaltensmustern zu lösen.

Neues Verhalten wird durch Rollenspiele erlebbar gemacht

Zusammenfassung

Da Zwangsstörungen durch interpersonelle Konflikte ausgelöst werden können und die Auswirkungen von Zwangsstörungen neue Konflikte provozieren, ist eine Fremdanamnese durch Angehörige sehr hilfreich. In weiteren Gesprächen können Hypothesen gebildet werden, welche Funktion die Zwänge haben und was sich im Zusammenleben verändern würde, wenn die Zwänge wegfallen würden. Dadurch soll die Mitverantwortung des sozialen Bezugssystems am Veränderungsprozess gesteigert werden.

Voraussetzung für eine Therapie ist die Bereitschaft des Patienten zur Reizkonfrontation. Diese muss mit dem Patienten vorbereitet und in vivo therapeutisch begleitet werden. Zu erwartende Komplikationen sollten vorbesprochen und bei Auftreten zum Inhalt der Therapiesitzungen gemacht werden. Eine Zwangssymptomatik, die seit Jahren besteht, kann nur durch konsequentes Üben wieder abgebaut werden. Das Verhalten der Angehörigen hat beim Abbau der Zwangssymptomatik einen hohen Stellenwert, da sie den Patienten zwar im Zwang nicht unterstützen sollen, aber herausgefunden werden muss, welche Art der emotionalen Unterstützung für den Veränderungsprozess notwendig ist.

4.4 Das Genogramm

Das Genogramm ist eine systemische Technik, mit der die familiären Beziehungen über mindestens drei Generationen graphisch dargestellt werden. Die Genogrammarbeit gehört zum Standardrepertoire in der Familienberatung und Familientherapie (von Schlippe & Schweitzer, 1996). Sie bietet die Möglichkeit, komplexe Sachverhalte und Interaktionen in relativ kurzer Zeit differenziert und übersichtlich darzustellen (Beushausen, 2004). Männliche Personen werden durch ein Rechteck symbolisiert, weibliche durch einen Kreis. Alle Familienmitglieder werden durch Linien miteinander verbunden, für den jeweiligen Familienstand (z. B. „verheiratet", „geschieden", „adoptiert" usw.) gibt es eigene Symbole. Durch ein Genogramm wird eine Metaperspektive vermittelt, wodurch die historisch gewachsenen Beziehungskonstellationen verständlich werden. Bisher übersehene Aspekte können dadurch herausgearbeitet werden. Der Therapeut exploriert körperliche und seelische Erkrankungen der Familienmitglieder, den Beruf, das Alter, Schulden, Charakterzüge und die Rolle innerhalb der Familie. Analysiert werden Familienregeln und Traditionen, Mythen und Tabus, die von einer Generation zur nächsten weitergegeben werden. Durch diese Technik können sog. Familiengeheimnisse aufgedeckt werden. Dies sind Sachverhalte oder Begebenheiten, über die nur einige wenige Familienmitglieder Bescheid wissen.

Ein Genogramm ermöglicht eine Metaperspektive

Das Genogramm verschafft dem Therapeuten einen Überblick über die Familie bzw. über Informationen, die ihm noch fehlen. Es kann den Patienten entlasten, indem er seine eigenen Probleme im Kontext der Belastungen anderer Familienmitglieder sieht. Darüber hinaus ist das Genogramm eine gute Vorbereitung für eine Familienskulptur (siehe Kapitel 4.4), da kritische Lebensphasen identifiziert werden können. Durch die Fragen des Therapeuten werden allen Anwesenden Detailinformationen bekannt, die Zusammenhänge verständlich machen. So kann z. B. der Tod eines Säuglings erklären, warum die Eltern das nächst geborene Kind besonders umsorgt haben. Oder die Vertreibung der Großeltern aus ihrer Heimat macht es nachvollziehbar, dass für die Elterngeneration Sicherheit ein besonders hohes Gut wurde.

Das Genogramm soll generationsübergreifend gewachsene Zusammenhänge erkenn- und verstehbar machen. Diese Zusammenhänge sind wichtig, um die manchmal irrational wirkenden Beweggründe und Verhaltensweisen der einzelnen Familienmitglieder nachvollziehen zu können. Das Genogramm kann mit dem Patienten in der Einzeltherapiesitzung erstellt werden, es kann aber auch eine Intervention bei einem Familiengespräch sein. Der Therapeut kann das Genogramm mit Hilfe der erhobenen Informationen auch selbst anfertigen (Reich et al., 2003) und als Orientierung im System verwenden.

Das Genogramm dient dem Therapeuten zur Orientierung

Somit stellt die Genogrammarbeit sowohl ein diagnostisches Mittel wie auch eine therapeutische Intervention dar. Ziel ist es, mehr Verständnis für das Familiensystem zu entwickeln und dadurch starre Rollenzuweisungen aufzuweichen. Gerade in Familien von Zwangspatienten wird viel über die für alle belastende Symptomatik gesprochen. Durch ein Genogramm kann das Gespräch weg von der Symptomatik und hin zu anderen und historisch älteren Problembereichen gelenkt werden. Bei Familiengesprächen erleichtert es die Exploration der Angehörigen, die mit der Erwartung zum Gespräch kommen, über den Patienten zu reden. Der identifizierte Patient wird entlastet, wenn durch das Genogramm optisch gezeigt werden kann, dass auch bei Angehörigen Belastungen (und häufig zwanghaftes Verhalten) zu finden sind.

Beispiel

Eine Zwangspatientin wird nach mehreren Todesfällen in ihrer Herkunftsfamilie stationär aufgenommen. Seit ihr Vater verstorben ist, hat sich ihre Ehe deutlich verschlechtert. Nach einigen Einzelsitzungen und einem orientierenden Paargespräch vereinbaren wir ein Familiengespräch, zu dem auch die beiden erwachsenen Kinder kommen. Nachdem die ganze Familie durch die Todesfälle der letzten Jahre belastet ist, beginnen wir mit einem Genogramm. Ziel dieser Intervention ist es zu verdeutlichen, welchen Stellenwert der verstorbene Vater der Patientin für jedes einzelne Familienmitglied hatte (siehe Abb. 15).

Während wir uns Detailinformationen von der Familie geben lassen, zeichnen wir das Genogramm auf eine Wandtafel. Nach kurzer Zeit wird deutlich, dass der Ehemann der Patientin seinen Vater früh verloren hat und der Schwiegervater für ihn ein Vaterersatz war. Seit dieser verstorben ist, fehlte seine integrative Funktion für die Familie. Zwischen ihm und dem Enkel habe eine besondere Beziehung bestanden, die für den Enkel aber nicht erklärbar war. In einem zweiten Familiengespräch deckten die Eltern das Geheimnis auf, dass der Sohn der Patientin einen anderen leiblichen Vater hat und der verstorbene Großvater für den Enkel in den ersten Lebensjahren ein Ersatzvater war. Dieses

Familiengeheimnis hatte die Patientin über viele Jahre belastet und sie hatte immer neue Gründe gefunden, es ihrem Sohn zu verschweigen. Das Genogramm war die Vorbereitung für die Auflösung des Familiengeheimnisses.

Es wurde auch deutlich, warum die Tochter der Patientin so sehr um die Anerkennung ihrer Eltern bemüht war. Die Patientin war eine vorbildliche Tochter gewesen, bis sie ein uneheliches Kind bekommen hatte. Sie hat sich ihrer dominanten Mutter, zu der sie keine Nähe aufbauen konnte, auch als erwachsene Frau untergeordnet. Ähnlich verhält es sich mit der Tochter. Diese war für ihre Eltern unkompliziert und selbstständig, bis sie ihren Partner kennenlernte, der von der Familie abgelehnt wird. Die Tochter der Patientin befindet sich in dem Konflikt, die Eltern nicht enttäuschen zu wollen, ringt aber um ihre Autonomie.

In den weiteren Einzelgesprächen wurde der Patientin klar, dass sie als junge Frau mit einem unehelichen Kind wenig Möglichkeiten gehabt hatte, einen selbstbestimmten Weg zu gehen. Die Ehe mit ihrem Mann, der sofort ihr Kind akzeptierte, war damals für alle Beteiligten die optimale Lösung.

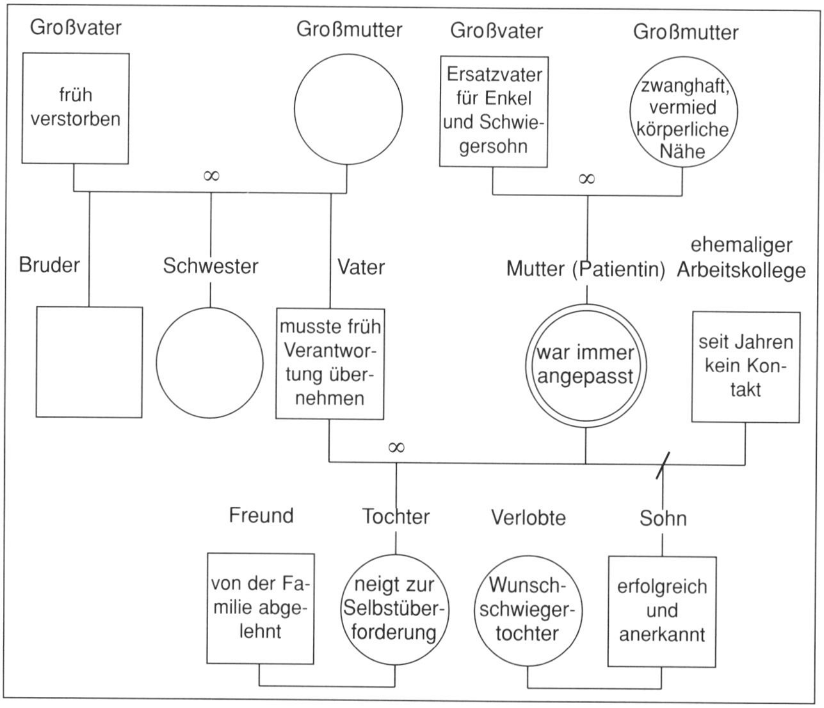

Abbildung 15:
Genogramm über drei Generationen (∞ = verheiratet, / = getrennt)

Zusammenfassung

Die Genogrammarbeit bietet dem Therapeuten eine effektive Möglichkeit, sich in kurzer Zeit einen Überblick über das Familiensystem zu verschaffen. Durch die optische Darstellung wird schnell deutlich, zu welchen Familienmitgliedern viele Informationen genannt und welche nur am Rande erwähnt werden.

Dem Patienten ermöglicht das Genogramm eine Metaperspektive seines Systems über mehrere Generationen. So kann er seine eigene Rolle in einem historisch gewachsenen Kontext reflektieren.

Wird das Genogramm bei einem Familiengespräch durchgeführt, kann das Gespräch leichter auf die Beziehungsebene gelenkt werden, ohne dass sich die Familienmitglieder vom Therapeuten ausgefragt fühlen. Da die Zwänge des Patienten häufig den Familienalltag dominieren, neigen Angehörige dazu, eigene Belastungen und Probleme zu „vergessen“. Das Genogramm führt der Familie die Gesamtheit der individuellen Belastungen vor Augen und kann dadurch den Patienten entlasten.

4.5 Die idiographische Systemmodellierung

Eine weitere in der Praxis nützliche Intervention, um die bei der Aufrechterhaltung von Problemmustern wirksamen Systemzusammenhänge zu rekonstruieren, besteht in der Methode der idiographischen Systemmodellierung (Schiepek, 1986, 1991). Es handelt sich dabei um graphische Netzwerkmodelle, in denen das Zusammenspiel von einzelnen Teilprozessen zu einer umfassenderen Dynamik veranschaulicht wird. Diese Modelle kann man mit dem Patienten oder auch mit einem Paar oder einer Familie gemeinsam erarbeiten.

Systeme können als Netzwerke von Prozessen beschrieben werden

Auch wenn in der Praxis meist von Systemen gesprochen wird und dabei die an einer Familie oder einem sozialen Netz beteiligten Personen gemeint sind, können Systeme auch als Netzwerke von *Prozessen* beschrieben werden (Schiepek et al., 1998). Wir abstrahieren von der Ebene des Materiellen (z. B. von den beteiligten Personen als Systemelemente) und wählen stattdessen Relationen zwischen Variablen, um die funktionalen Aspekte eines Systems zu erfassen. Die mit den Variablen bezeichneten Funktionsaspekte des Systems sollten mehr oder weniger ausgeprägt (also zeitlich variierend) vorhanden sein. Ihre Relationen werden durch Pfeile eingezeichnet, die mit + oder – gekennzeichnet sind. + bedeutet: eine Zunahme oder Verstärkung von A (z. B. Stress) führt zu einer Zunahme von B (z. B. Zwangssymptomen), oder umgekehrt – bedeutet: eine Zunahme von A (z. B. Schaffen von Rückzugsmöglichkeiten) reduziert B (z. B. partnerschaftliche Konflikte), oder umgekehrt.

Komplexe Systemzusammenhänge werden reduziert

Die Begründung und Auswahl der Variablen und ihrer Relationen setzt eine gute Kenntnis des modellierten Gegenstandsbereichs voraus. Wer aber kennt das jeweilige „System" besser als die Beteiligten selbst? Natürlich ist jedes Modell, das wir uns von einem Wirklichkeitsausschnitt machen, perspektivisch und zweckorientiert. Neben einer problemorientierten lässt sich auch eine ressourcenorientierte Perspektive einnehmen. Schließlich bedeutet jede Modellierung auch Selektion. Nur bestimmte Faktoren und Prozesse werden ausgewählt, wodurch die Ausarbeitung und damit die Komplexität des Modells in der Hand des Konstrukteurs liegt und nicht allein vom Untersuchungsgegenstand bestimmt wird. In dieser Selektivität besteht ein wesentlicher Gewinn im Sinne von Komplexitätsreduktion: Weniger ist mehr.

Einzelzusammenhänge werden zu Kreisprozessen verbunden

Die Modellkonstruktion baut Einzelzusammenhänge in rekursive Schleifen ein. Wirkungsketten sollten sich zu Kreisprozessen schließen lassen, in denen aktivierende und dämpfende Prozesse gemeinsam vorkommen (gemischtes Feedback). Dabei kann ein Sachverhalt unter verschiedenen Aspekten mehrfach aufgegriffen werden und zur Wirkung kommen (Mehrfachinterpretation). Die zunehmende Modellspezifizierung schränkt mögliche Varianten der Modellkonstruktion sukzessive ein und legt damit bestimmte Zusammenhänge nahe bzw. schließt andere aus. Die Verknüpfung von Einzelbeziehungen führt über erste Teilsysteme schließlich zu einem Modell, in dem sich aus mehreren Variablen bestehende Schleifen durchlaufen lassen und dadurch die zeitliche Dynamik einer Entwicklung ins Spiel bringen. Unterschiedliche Sichtweisen können in verschiedenen „Teilbögen" in das Systemmodell Eingang finden.

Die Rekonstruktion von Mustern kann zu neuen Einsichten führen

Im Prozess der Systemmodellierung macht man die Erfahrung, dass Diagnostik und Intervention nicht zu trennen sind. In der Tat kann die Rekonstruktion von Mustern zu neuen und verhaltensrelevanten Einsichten führen, aus welchen sich Interventionen und Veränderungsschritte unmittelbar ergeben. Das Verfahren dient der Musterunterbrechung, da es regelgeleitet stattfindet und somit problematische Kommunikationsmuster und automatisierte Denkmuster unterbricht. Es ermöglicht eine Art Metaperspektive auf das eigene Lebens- und Partnerschaftsszenario, konstruiert neue Verständniszusammenhänge und entwickelt Alternativen zum üblichen linearkausalen und damit meist schuldzuweisenden Denken.

Es wird dem Leser empfohlen, zuerst die Fallbeispiele 5.1 und 5.4 in Kapitel 5 zu lesen und anschließend die dynamischen Zusammenhänge in den idiographischen Systemmodellen nachzuvollziehen.

Beispiel

Die idiographische Systemmodellierung zum Fallbeispiel in Kapitel 5.1 verdeutlicht die zentrale Rolle des Selbstbewusstseins der Patientin. Läuft ihr Leben in geordneten Bahnen, dann fühlt sie sich wohl „in ihrer Haut" und möchte ihre (partnerschaftliche) Zukunft gestalten. Jegliche Veränderungsabsichten aber machen ihrem Mann Angst, da er zu viel Verantwortung für seine Frau übernimmt und ihre Zwänge Kontrollverlustängste bei ihm auslösen. Aus Angst vor zusätzlichen Belastungen blockiert er die Veränderungswünsche seiner Frau. Alles soll beim Alten bleiben, denn es könnten ja die Zwänge wieder auftreten. Diese Haltung enttäuscht die Patientin. Sie erlebt die Kontrollversuche ihres Mannes als fehlendes Vertrauen in ihre Person. Es kommt zu unendlichen Diskussionen, in denen der Ehemann seine Frau von seiner Meinung zu überzeugen versucht. Diese Diskussionen führen bei der Patientin zu Verunsicherung, Ärger und dem Auftreten von Zwängen. Sie geht zum Spiegel, beobachtet ihre Gesichtshaut und fragt sich, ob mit ihr (damit meint sie: mit ihrer Gesichtshaut) alles in Ordnung ist.

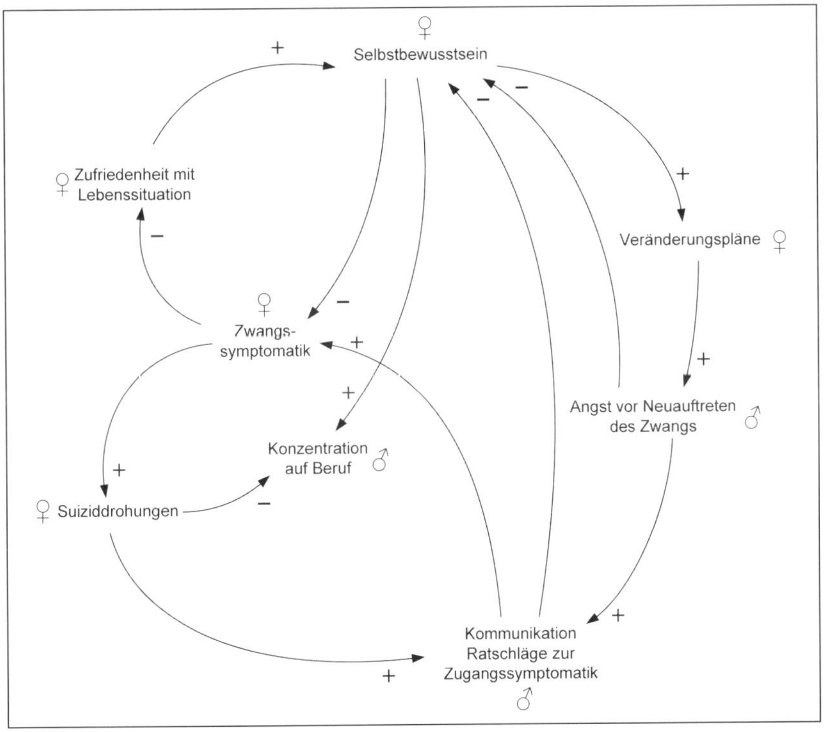

Abbildung 16:
Idiographisches Systemmodell zu Fallbeispiel 5.1

Beispiel

Eine zentrale und von der Patientin in Fallbeispiel 5.4 immer wieder beklagte Variable ist ihre erlebte Überforderung. Diese verstärkt sich durch Schuldgefühle, die wiederum durch Konflikte mit der Mutter und dem Ehemann ausgelöst werden. Die erlebte Überforderung führt zu einem verstärkten Kontrollbedürfnis, sowohl interpersonell wie auch im Haushalt, was sich in Form von Kontroll- und Reinigungszwängen äußert. Durch die Zwänge wird die Anspannung wieder reduziert. Ist es der Patientin nicht möglich, ihre Anspannung durch Zwänge ausreichend abzubauen, dann treten Depressionen auf, die sich bis zu Suizidgedanken steigern können. Ein zentrale therapeutische Aufgabe bei dieser Patientin war es, ihre Selbstfürsorge zu steigern. Indem die Patientin mehr auf ihre Grenzen achtete, nahm ihre Überforderung und damit die Zwangssymptomatik ab (siehe Abb. 17).

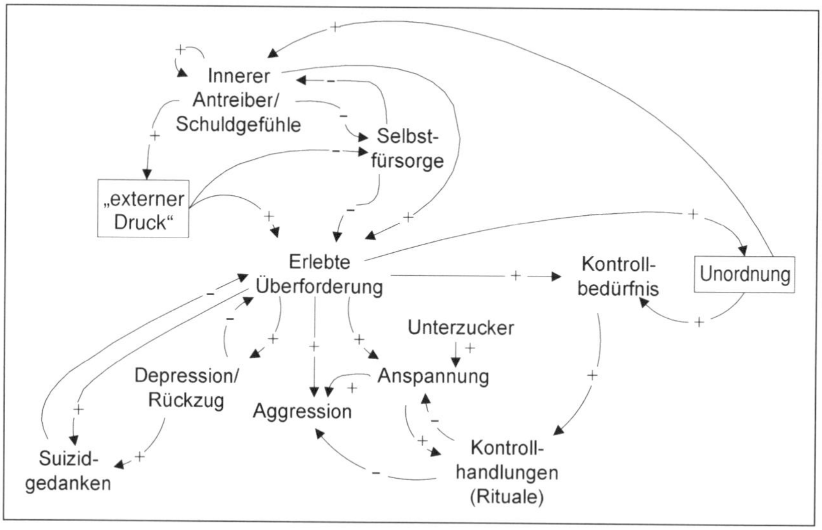

Abbildung 17:
Idiographisches Systemmodell zu Fallbeispiel 5.4

Die Abbildung 18 erweitert die Systemmodellierung um die Variablen Nähe und Distanz. Die räumliche Distanz zu ihren Angehörigen erlebt die Patientin als Entlastung, weswegen in der Klinik die Zwänge schwächer ausgeprägt waren als zu Hause. Das Anlehnungsbedürfnis ihres Ehemannes und das Kontrollbedürfnis ihrer Mutter überfordern sie und führen zu Aggressionen, die wiederum interpersonelle Distanz herstellen. Auch durch Zwangshandlungen kann sie ihren Mann auf Distanz halten. Nur wenn sie sich ausgeglichen fühlt, kann sie seine Nähe ertragen.

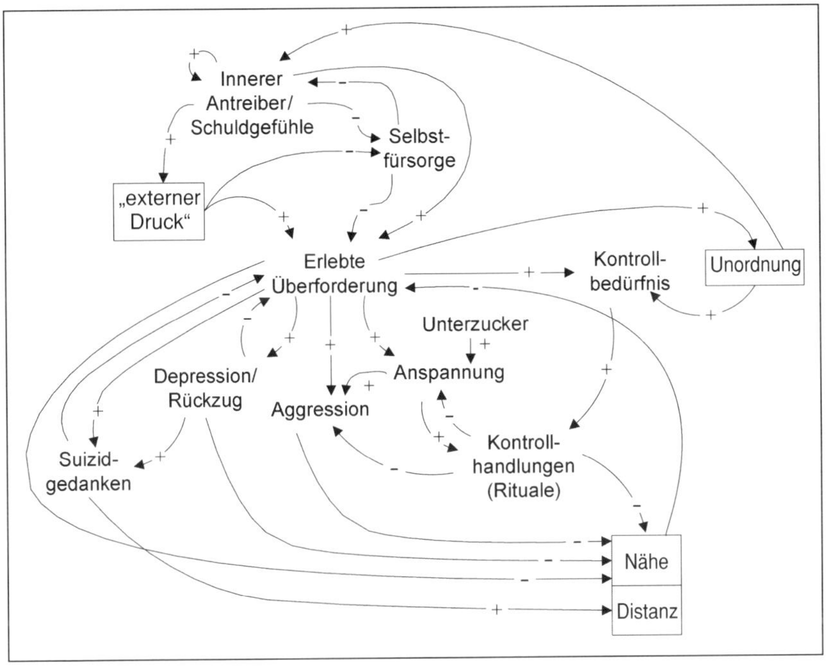

Abbildung 18:
Idiographisches Systemmodell zu Fallbeispiel 5.4 (Nähe und Distanz)

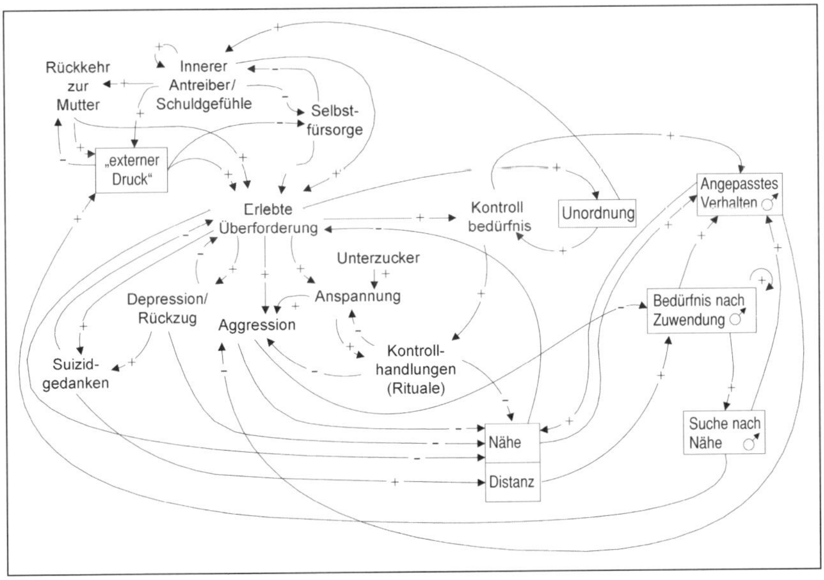

Abbildung 19:
Idiographisches Systemmodell zu Fallbeispiel 5.4 (Auswirkung auf Ehemann)

In Abbildung 19 wird demonstriert, welche Auswirkungen Nähe und Distanz auf das Verhalten des Ehemannes haben. Die Distanz zu seiner Frau steigert sein Bedürfnis nach Zuwendung. Er sucht ihre Nähe und verhält sich angepasst, d. h. er ordnet sich ihren Ritualen unter. Sein Nähebedürfnis aber bringt sie unter Druck, wodurch der Teufelskreis der Zwänge von Neuem beginnt.

Zusammenfassung

Die idiographische Systemmodellierung ermöglicht Alternativen zum linear-kausalen Denken

Die idiographische Systemmodellierung ermöglicht eine Meta-Perspektive auf interpersonelle Verhaltens- und Denkmuster mit Hilfe von positiven und negativen Feedbackschleifen. Mit ihr lassen sich neue Perspektiven und damit Alternativen zum üblichen linear-kausalen Denken entwickeln.

Die Symptomatik reguliert die Beziehungsmuster

Der Therapeut fokussiert dabei auf therapeutisch relevante Variablen (wie z. B. Nähe-Distanz, Selbstfürsorge, Abgrenzung, Selbstwertgefühl) und stellt den Einfluss dieser Variablen auf Teilprozesse im Klientensystem graphisch dar. Dadurch werden wiederkehrende Konfliktmuster (Teufelskreise) identifizierbar und können unterbrochen werden. Außerdem wird die Funktion der Symptomatik im Sinne einer Beeinflussung und Regulation der Interaktionsmuster deutlich.

Die idiographische Systemmodellierung soll die Selbstreflexion der Systemmitglieder steigern und dadurch ihre Problemlösekompetenz verbessern.

4.6 Skulpturverfahren

In der Skulptur können Lösungen erlebbar gemacht werden

Mit Skulpturverfahren kann die Komplexität menschlichen Erlebens und Handelns beschrieben und erlebbar gemacht werden (Schmidt, 2003). Der Begriff (Familien)Skulptur meint in Anlehnung an die Kunst die Darstellung lebender Gestalten. Skulpturen bieten sich bei Zwangssstörungen an, um die Funktionalität des Zwanges im Patientensystem plastisch darzustellen. Im Windacher Modell wird die Familienskulptur im Rahmen der Gruppentherapie und auch bei Familiengesprächen als lebende Skulptur durchgeführt. Dabei werden Problembereiche und Beziehungskonflikte dargestellt, die der Rekonstrukteur[11] aktuell bzw. im Rückblick erlebt. In einem zweiten Schritt wird nach Ressourcen und Lösungsmöglichkeiten gesucht, die der Rekonstrukteur bereits in der Skulptur stellen und somit erleben kann.

11 Der Rekonstrukteur ist derjenige, der aus seiner individuellen Perspektive die Skulptur stellt.

Beispiel

Eine frühpensionierte Patientin mit Ordnungszwängen war den ganzen Tag mit Kontrollzwängen in ihrem Haushalt beschäftigt und unternahm keine Freizeitaktivitäten. Sie gab an, tagsüber unter der Abwesenheit ihres noch berufstätigen Mannes zu leiden. In der Klinik hatte sie praktisch keine Zwänge, konnte aber keinen Zusammenhang zwischen der Zwangssymptomatik und ihrer aktuellen Lebenssituation sehen. Sie attribuierte ihre Zwänge auf ihre Erziehung, da sie zur Ordentlichkeit erzogen worden war.

In der Skulptur stellte sie ihre Wohnung, in der sie sich nicht wohl fühlte, und ihren Zwang ganz nah zu sich. Außerdem wurde ihre Schwester, mit der sie regelmäßig telefonierte, neben die Patientin gestellt. Die strenge Mutter hatte immer noch großen Einfluss auf sie. Ihren Mann dagegen stellte sie zusammen mit seiner Arbeit ungefähr zwei Meter entfernt auf. Für die Wohnung, die Arbeit und den Zwang wurden auch Teilnehmer der Gruppentherapie aufgestellt. Wir ließen diese Konstellation kurz auf sie wirken und entfernten danach das Gruppenmitglied, dass den Zwang repräsentierte. Dadurch realisierte die Patientin, dass sie sich ohne den Zwang noch einsamer fühlen würde.

Nach der Aufstellung stellten die Gruppenmitglieder Fragen und bildeten Hypothesen über das System. Warum steht ihr Mann so weit von ihr entfernt, warum die Schwester so nahe? Was vermisst die Patientin in ihrer Ehe, was fehlt ihrem Mann? Die Gruppe erfuhr in dieser Sitzung erstmalig, dass der Ehemann vor einigen Jahren eine Nebenbeziehung gehabt hatte. Die Rekonstruktion hatte der Patientin das Erleben ihrer Beziehungen im Kontext ihrer gegenwärtigen Lebenssituation ermöglicht, obwohl sie sich aktuell in der Klinik befand.

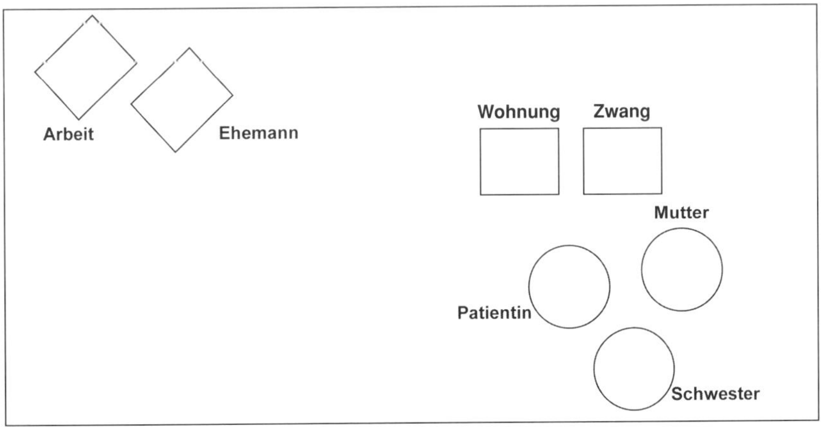

Abbildung 20:
Familienskulptur

Im Familiengespräch kann der Therapeut ein Familienmitglied bitten, die Beziehungen der Familienmitglieder untereinander räumlich darzustellen. Hierdurch können endlose Diskussionen über die Zwangssymptomatik beendet werden. Die Familienmitglieder werden im Raum so aufgestellt, dass die Beziehungen deutlich werden. Indem der Zwang z. B. als Stuhl aufgestellt wird, wird seine Funktion im System transparent. Die Teilnehmer sprechen nicht über den Zwang, sie erleben ihn. Nach Fertigstellung der Skulptur soll die Familie ihre Position beibehalten. Danach wird jedes Familienmitglied nach seinen Empfindungen befragt. Die Rekonstruktion kann auch für kritische Lebensphasen gestellt werden, um so die Entwicklung einer Zwangssymptomatik verständlich zu machen. Die Durchführung und Auswertung von lebenden Skulpturen wird nicht einheitlich gehandhabt. Es bleibt weitgehend der Intuition und klinischen Erfahrung des Therapeuten überlassen, wann er lebende Skulpturen stellen lässt, wen er zum Rekonstrukteur erklärt und wie er sie modifiziert (Arnold et al., 2003).

In der Skulptur erleben die Teilnehmer die Funktion des Zwanges

Beispiel

Eine Zwangspatientin mit Kontrollzwängen fühlte sich jahrelang von ihrem Ehemann gegängelt und in ihrer Rolle als Hausfrau und Mutter nicht anerkannt. Nach dem Auszug der beiden Kinder und dem Verlust wichtiger Bezugspersonen kam es zur Entwicklung der Zwangssymptomatik. Durch die Zwänge grenzte sie sich radikal von ihrem Mann ab. Ein Eheleben war nicht mehr möglich. Im Paargespräch stellten wir mit dem Paar unsere Sichtweise der Beziehung vor und nach Beginn der Zwänge. Hierdurch wurde es der Patientin möglich, in Gegenwart ihres Mannes über die Kränkungen der Vergangenheit zu sprechen. Es wurde auch deutlich, dass sie ohne den Schutz ihrer Zwänge große Angst vor neuen Entwertungen hätte und der Ehe hochambivalent gegenüber stand.

Der Ehemann zeigte sich sehr berührt, seine ansonsten verschlossen und kontrolliert wirkende Frau weinen zu sehen. Es war ihm in dieser Situation besser möglich, ihre Perspektive einzunehmen und auf ihre Gefühle einzugehen.

Durch Zwänge werden intensive und bedrohlich erscheinende Emotionen abgewehrt. Der Therapeut versucht mit Hilfe von Skulpturen unterdrückte Emotionen erlebbar zu machen. Er kann bei diesem Prozess als Modell im Umgang mit „schwierigen" Emotionen wie z. B. Ärger, Wut, Trauer oder Ohnmacht dienen. Die problematischen emotionalen Lernerfahrungen haben bei vielen Patienten in Kindheit und Jugend stattgefunden. Die

Der Therapeut dient als Modell im Umgang mit „schwierigen" Emotionen

Familienskulptur stellt die Verdichtung des Lebensgefühls einer Lebensphase dar.

Wird die Familienskulptur in der Gruppentherapie gestellt, so wird ein Patient aufgefordert, den Gruppenmitgliedern eine kurze Beschreibung der relevanten Lebensphase zu geben. Danach benennt der Rekonstrukteur Gruppenmitglieder, die stellvertretend für die Familienmitglieder aufgestellt werden. Auch für den Rekonstrukteur und für seinen Zwang wird ein Stellvertreter benannt. Als nächstes werden den Darstellern vom Rekonstrukteur charakteristische Sätze „in den Mund gelegt". Diese Sätze sollen wichtige Beziehungsaspekte zwischen dem Rekonstrukteur und seinen Familienmitgliedern widerspiegeln. Zwangspatienten müssen häufig ermutigt werden, sich auf einige wenige Beziehungsaspekte zu beschränken und nur kurze prägnante Sätze zu formulieren.

In der Gruppentherapie des Windacher Modells wird zuerst der Stellvertreter des Rekonstrukteurs aufgestellt: So kann der Rekonstrukteur „von außen" beobachten, wie die übrigen Darsteller nacheinander die vorgegebenen Sätze aussprechen und sie mehrfach wiederholen. Dabei verharren sie in der vorgegebenen Körperhaltung. Allein diese Szenen haben schon eine emotionalisierende Wirkung. Der Rekonstruktuer nimmt hier eine Metaperspektive ein.

In der Skulptur auf körperliche Reaktionen achten

Wenn der Patient nach einigen Wiederholungen keine Korrekturen an der Skulptur mehr vornehmen möchte, tauscht er die Position mit seinem Stellvertreter. Es folgen weitere stereotype Wiederholungen der Sätze. Der Therapeut achtet gezielt auf die emotionale Beteiligung des Patienten. Wenn er körperliche Korrelate emotionaler Beteiligung beobachtet (feuchte Augen, Erröten, Zittern, geballte Fäuste usw.), stoppt er den Zyklus und beginnt, die Emotionen zu explorieren. Es bieten sich folgende Fragen und Instruktionen an:

- „Was passiert gerade? Was genau spüren Sie körperlich? Wo am Körper empfinden Sie Druck, wo ein Engegefühl?"
- „Atmen Sie tief und beobachten Sie, wie sich das Körpergefühl verändert. Lassen Sie Ihre Arme hängen, versuchen Sie, Ihre Fäuste nicht zu ballen."
- „Nehmen Sie Blickkontakt zu den einzelnen Personen auf! Gehen Sie auf die Personen zu. Was empfinden Sie?"
- „Sagen Sie der Person, was Sie von ihr gebraucht hätten. Was hat sie Ihnen gegeben, was hat sie Ihnen nicht gegeben?"

Hat der Patient Schwierigkeiten Worte zu finden, kann der Therapeut ihn coachen und ihm Vorschläge machen. Es ist wichtig, immer wieder nachzufragen, ob das Angebotene für den Patienten stimmig ist. Der Therapeut sollte dem Patienten auf keinen Fall die eigene Sichtweise aufdrängen.

In der Skulptur werden Ressourcen und Lösungsmöglichkeiten gestellt

Die explorative Phase der Skulptur ist abgeschlossen, wenn der Therapeut sich einen umfassenden Eindruck über das Erleben des Rekonstrukteurs verschafft hat. Danach folgt die Suche nach Ressourcen und Lösungsmöglichkeiten. Der Therapeut kann an dieser Stelle fragen: „Gibt es einen inneren Impuls, jetzt etwas zu sagen oder sich zu bewegen? Wenn ja, folgen Sie dem Impuls! Probieren Sie aus, wo im Raum Sie sich wohler fühlen!" Damit ermutigt er den Rekonstrukteur, sich innerhalb seines Systems zu verändern. Der Therapeut kann auch vorschlagen, einen Idealzustand zu stellen. Dabei sollte aber überlegt werden, wie wahrscheinlich die Realisierung eines solchen Idealzustandes ist. Es hat sich bewährt, die Skulptur in einer Position zu beenden, die der Patient kurzfristig erreichen möchte.

Nach Beendigung der Skulptur gibt es verschiedene Möglichkeiten: In der Gruppentherapie favorisieren wir eine Variante des Reflecting Teams: Wir bitten die Gruppenmitglieder, sich wieder an ihre Plätze zu setzen. Der Rekonstrukteur setzt sich außerhalb des Gesprächskreises. Er ist jetzt der Zuhörer. Alle Gruppenmitglieder sprechen über das Erlebte im Sinne eines „brainstorming" (vgl. die Kommunikationsregeln des Reflecting Teams nach Andersen, 1991). So entsteht eine Diskussion über den Rekonstrukteur und sein System. Die Gruppenmitglieder sprechen über ihre Eindrücke aus der Skulptur und über ihre Hypothesen bezüglich des Familiensystems. Auch Erinnerungen aus der eigenen Biografie können eingebracht werden. Der Therapeut sollte dabei erklären, dass diese Diskussion keinen Anspruch auf Objektivität und Vollständigkeit erhebt, sondern verschiedene Perspektiven eröffnen soll.

Viele Zwangspatienten verstehen die Funktion des eigenen Zwanges besser, wenn sie die Skulptur anderer Zwangspatienten analysieren. Sehr oft wird dabei deutlich, dass der Zwang Gefühle von Einsamkeit, Wut und Ohnmacht überdeckt. Manchmal dient er auch dazu, Entwicklungsprozesse zu blockieren und den Status quo zu zementieren.

Zusammenfassung

Die Skulpturarbeit wird im stationären Kontext sowohl bei Paar- und Familiengesprächen wie auch in der Gruppentherapie angewendet. In beiden Fällen soll sie Emotionen mobilisieren, die durch die Zwangssymptomatik kontrolliert werden. Darüber hinaus kann die Beziehungsdynamik besser erfasst und untersucht werden, als durch das reine Gespräch. Sprachgebundene Abwehrstrategien fallen weg und die Beteiligten werden mit unmittelbarem affektiven Erleben konfrontiert. Familien von Zwangspatienten neigen zu rationalen Diskussionen, die sich im Kreise drehen. Die Familienskulptur bietet hier eine hilfreiche Technik, fruchtlose Diskussionen zu unterbrechen. Durch die lebendige Skulpturarbeit werden Zwangspatienten zur Wahrnehmung und zur Kommunikation ihrer emotionalen Zustände ermutigt. Sie bekommen eine Vorstellung davon, welche Emotionen und Probleme sich hinter ihren Zwängen verbergen. Es werden Hypothesen gebildet, welche Beziehungsveränderungen und Reifungsschritte anstehen.

5 Fallbeispiele

5.1 Der beschützende Ehemann und die hilflose Ehefrau: Autonomieentwicklung innerhalb einer Paarbeziehung

Eine 34-jährige Patientin kommt in die Klinik, weil sie seit zehn Jahren immer wieder zwanghaft an ihrer Gesichtshaut manipuliert. Sie steht bis zu fünf Stunden im Bad vor dem Spiegel und kontrolliert, ob „alles in Ordnung“ ist. Sie sucht nach Pickeln und anderen „unreinen“ Stellen, und muss diese solange bearbeiten, bis die Haut gerötet und teilweise auch verletzt ist. Durch die Zwangshandlungen kommt es zu einer kurzfristigen Reduktion der starken körperlichen Anspannung. Nach den Zwangshandlungen führt das Paar stundenlange Diskussionen. Ihr Mann versucht ihr durch „Tipps“ zu helfen, wird dabei aber selbst hilflos und manchmal auch wütend. Das Paar lebt in einer chronischen Erwartungsangst, wann der Zwang wieder auftreten wird.

Familiärer Kontext

Der Vater der Patientin war ein gutmütiger und geselliger Mensch. Als selbstständiger Handwerker war er wenig zu Hause. Die Mutter hat aus der ersten Ehe einen Sohn mitgebracht, den der Vater wie ein eigenes Kind angenommen hat. Die Patientin hat gegenüber der Mutter immer das Gefühl gehabt, funktionieren zu müssen. Sie wurde von ihr durch Schweigen und Ignorieren bestraft. Vom Vater hat sie sich als Kind mehr Zuwendung gewünscht. Als er überraschend verstarb, war die Patientin 15 Jahre alt und die Beziehung zu ihm sehr innig.

Ein Jahr nach dem Tod des Vaters ist die Mutter mit ihrem neuen Lebensgefährten zusammengezogen. Die Patientin lehnte ihn ab, was sie aber nicht offen zeigte, um die Mutter nicht zu verärgern. Aus Wut über die fehlende Zuwendung der Eltern verletzte sie ihre damals unreine Gesichtshaut. Am Arbeitsplatz befürchtete sie, es könnte sie jemand auf die Verletzungen ansprechen. Seitdem hat sie immer darauf geachtet, ob mit ihrer Gesichtshaut „alles in Ordnung“ ist und ob sie sich nicht für ihr Aussehen schämen muss.

Partnerschaftlicher Kontext

Anfang 20 lernt die Patientin ihren Ehemann kennen. Nach drei Jahren entschließt sich das Paar zu heiraten. Der Ehemann übernimmt die Rolle des fürsorglichen Beschützers und Ratgebers. Er ist familiäre Krisen aus seiner Kindheit gewohnt, da seine chronisch depressive Mutter immer wieder mit Suizid gedroht hatte. Nach einigen Ehejahren wechselt die Patientin ihren Arbeitgeber. An der neuen Stelle fühlt sie sich geschmeichelt, weil ihr Vorgesetzter sie für ihre beruflichen Leistungen anerkennt und ihr viel Verantwortung überträgt. Andererseits macht er ihr immer wieder sexuelle Angebote, von denen sie ihrem Mann erzählt. Dieser drängt auf eine Kündigung, trotzdem hält sie an der Stelle fest. In dieser Zeit exazerbiert die Zwangssymptomatik. Auf Anraten ihres ambulanten Psychotherapeuten begibt sich die Patientin erstmalig in stationäre Therapie.

Stationärer Verlauf

In der Klinik nimmt sie sehr motiviert an den therapeutischen Veranstaltungen teil und wird durch das Selbstsicherheitstraining konfliktfähiger. Durch die Reizkonfrontation mit Reaktionsverhinderung gelingt es ihr, die Zwangssymptomatik stark zu reduzieren. Sie unterlässt die permanenten Rückversicherungen und vertritt ihre Meinung offen. Sie entschließt sich, ihrem Vorgesetzten einen Brief zu schreiben und ihre Versetzung in eine andere Abteilung zu beantragen. Bei Entlassung bestehen keine klinisch relevanten Zwänge mehr.

Während des Klinikaufenthaltes führe ich drei Paargespräche: Im ersten Gespräch stellt sich heraus, dass die Patientin ihren Ehemann immer wieder während seiner Arbeit anruft und mit Suizid droht. Obwohl es bisher zu keinem Suizidversuch gekommen war, reagiert er jedes Mal sehr besorgt und versucht, sie am Telefon zu beruhigen. Ärger über ihr Verhalten kann er nicht verspüren. Er ist ausschließlich mit der Helferrolle identifiziert, seine Frau mit der Rolle der Hilfesuchenden.

In den folgenden Gesprächen ermutige ich das Paar zu einer offeneren Kommunikation. Ich schildere meinen Eindruck, dass sie einander „mit Samthandschuhen" behandeln und dass dies zeigt, wie wichtig sie füreinander sind. Gleichzeitig ermutige ich sie, auch ihre aggressiven Gefühle zu zeigen. Wir vereinbaren ambulante Paargespräche.

Ambulante Paartherapie

Beim ersten ambulanten Termin sprechen wir darüber, dass das Paar neuerdings vermehrt streitet. Der Ehemann empfindet den Streit als bedrohlich und spricht über seine Verlustängste.

Zum nächsten Termin erscheint das Paar sehr angespannt. Sie fühlt sich in ihrer neuen Abteilung überfordert. Zu Hause hat sie wieder vermehrt Zwänge und es kommt zu stundenlangen Gesprächen über den Zwang. Sie hat auch über Selbstmordabsichten gesprochen. Wir erarbeiten das interaktionelle Muster: Wenn sie unzufrieden mit sich bzw. ihrer aktuellen Situation ist, kommt es zu Zwangshandlungen und Suiziddrohungen. Er versucht ihr durch Gespräche zu „helfen", wird dabei aber selbst hilflos. Wir vereinbaren, dass sie ihren Ärger nicht mehr in Suizidäußerungen verpackt, sondern offen darüber spricht.

Im dritten ambulanten Termin thematisiert sie, dass sie von ihm als Frau und nicht als Kind gesehen werden möchte. Ich bemerke, dass sie sich in Krisen wie ein Kind verhält und dieses Verhalten durch die überprotektive Art ihres Mannes gefördert wird.

Im vierten Termin resümieren wir die bisherige Entwicklung. Der Ehemann zeigt sich zuversichtlich. Er kann sich gegenüber der Zwangssymptomatik und den Suiziddrohungen besser abgrenzen. Sie dagegen kann keine Erfolge sehen und stellt sogar die Ehe in Frage. Sie überlegt, aus der gemeinsamen Wohnung auszuziehen, um ihre Eigenständigkeit unter Beweis zu stellen. Unter der Voraussetzung, dass wir nicht mehr so viel über ihre Zwänge reden, biete ich dem Paar weitere Sitzungen an. Sie reagiert zunächst verärgert und fühlt sich von mir „wie eine Fünfjährige" behandelt. Sie kann letztlich aber erkennen, dass die ständige Schilderung ihrer Symptomatik kontraproduktiv ist. Es wird eine zweite Serie von ambulanten Terminen vereinbart, bei denen das Paar Freizeitaktivitäten und die gemeinsame Zukunftsplanung besprechen möchte. Von Trennung ist nicht mehr die Rede.

Die fünfte Sitzung beginnt sie mit den Worten: „Heute möchte ich die Stühle wechseln!" Sie wirkt selbstbewusst und erzählt über Erfolge am neuen Arbeitsplatz. Ihr Mann lauscht anerkennend ihren Schilderungen. Seit er sie belastbarer erlebt, kann er mehr über sich erzählen. Sie unterstützt ihn und nimmt sich seiner Probleme an. Während der gesamten Sitzung wurde nicht über den Zwang gesprochen, was ich am Ende positiv konnotiere.

Einen Monat später kommt es zu einem Rückfall in die Symptomatik. Sie nimmt wieder ein Antidepressivum ein, hat mehrere Hautärzte konsultiert und überlegt, eine Hauttransplantation vornehmen zu lassen. Sie hat einen Abschiedesbrief an ihren Mann geschrieben und sieht in der Paartherapie keinen Sinn mehr. Im weiteren Gespräch zeigt sich ihr Autonomiekonflikt: „Ich stand bisher nie auf eigenen Beinen und möchte mir und anderen beweisen, dass ich dazu in der Lage bin." Ihr Mann ist bestürzt, aber zu einer

Trennung bereit, wenn „dadurch“ die Zwangsstörung „aufhört“. Ich schlage dem Paar vor, die Therapie für zwei Monate zu unterbrechen. Das Paar soll sich in der Zwischenzeit überlegen, ob und woran es mit mir weiter arbeiten möchte. Ich bleibe bei meiner Bedingung, dass ich auch in Zukunft nicht vorrangig über den Zwang sprechen möchte. Abschließend betone ich, dass ich auch im Falle einer räumlichen Trennung des Paares gerne bereit bin, weitere Sitzungen durchzuführen.

Nach zweieinhalb Monaten findet der nächste Termin statt. Sie ist elegant gekleidet und wirkt selbstbewusst. Ihr Mann meint, es ist eine erstaunliche Wandlung eingetreten. Sie ist wesentlich selbstständiger, übernimmt mehr Aufgaben im Haushalt und unternimmt auch alleine Freizeitaktivitäten. Das Paar wohnt nach wie vor zusammen und hat sich entschieden, weiter in Therapie zu bleiben. Der neue Auftrag an mich lautet: Wir möchten mit künftigen Beziehungskonflikten konstruktiv umgehen und Auslöser identifizieren. Es stellt sich heraus, dass sie schlecht gelaunt sein können möchte, ohne dass ihr Mann sofort Zwänge befürchtet.

Das nächste Gespräch findet wegen beruflicher Verpflichtungen erst nach zwei Monaten statt. Sie berichtet über Rationalisierungen in ihrer Abteilung, trägt die Veränderungen aber mit Fassung und lässt sich von ihrer Chefin nicht mehr alles gefallen. Ihr Mann bestätigt diese Einschätzung voller Anerkennung und fügt hinzu, sie habe sogar darauf bestanden, dass er in seinem Urlaub nicht zu Hause bleibt. Sie konnte keinen Urlaub nehmen und überredete ihn, alleine in ein Wellness-Hotel zu fahren. Im weiteren Gespräch stellt sich heraus, dass er bisher nur zu beruflichen Fortbildungsveranstaltungen alleine verreist war. Ich bemerke, er konzentriert sein Leben nach wie vor sehr stark auf seine Frau und seine Arbeit. Hobbies und außerberufliche soziale Kontakte hat er kaum.

In der nächsten Sitzung berichtet er stolz, er habe seinen Urlaub genossen. Anfänglich war es ungewohnt, doch dann hat er es sich „so richtig gut gehen lassen“. Daraus entwickelt sich eine Diskussion, was sich das Paar für die nächste Zeit vorgenommen hat. Er möchte trotz der beklagten Arbeitsbelastung an seinem Arbeitsplatz bleiben. Er nimmt sich vor, pünktlich nach Hause zu gehen und seine Freizeit besser zu nutzen. Sie will mehr die Vorzüge ihres Arbeitsplatzes sehen und lernen, mit dem „täglichen Stress“ gelassener umzugehen.

Nach einem Monat kommt das Paar zur nächsten Sitzung. Sie wirkt verärgert und dramatisiert ihr berufliches und privates „Versagen“. Danach zeigt sich der Grund ihres Ärgers: Ihr Mann möchte jeden Abend mit ihr verbringen und kann nicht akzeptieren, wenn sie unzufrieden und gereizt ist. Er geht mittlerweile nicht mehr darauf ein, wenn sie über ihre Zwangssymptomatik redet. Manchmal wird er sogar aggressiv. Am Ende der Sitzung nimmt er sich vor, mehr auf die eigenen Bedürfnisse zu achten. Er will künftig deutlicher zum Ausdruck bringen, was er am Abend machen möchte. Ist sie dazu nicht in Stimmung, möchte er den Abend für sich nutzen.

Es folgt eine längere Therapiepause. Nach drei Monaten bekomme ich einen Brief. Darin schreibt sie, der gemeinsame Sommerurlaub sei harmonisch und weitgehend symptomfrei verlaufen. Sie berichtet von der vielen Arbeit ihres Mannes und dass sie versucht, ihn zu unterstützen. Es gibt zwar immer wieder kleinere Konflikte, die aber nicht mehr eskalieren. Am Arbeitsplatz hat sie sich mit den Gegebenheiten arrangiert. Medikamente braucht sie keine mehr.

Nach der Entlassung aus der Klinik sind eineinhalb Jahre vergangen, als wir uns zum nächsten Termin treffen. Das Paar wirkt stabil und berichtet über die gemeisterten Belastungen der Zwischenzeit. Sie erzählt, ihr Mann kommt jetzt öfters abends von der Arbeit nach Hause und schimpft über den „Scheißladen". Sie ermutigt ihn immer wieder, am Arbeitsplatz Aufgaben zu deligieren und sich kurzfristige Ziele zu stecken. Zum ersten Mal weiß das Paar nicht, worüber es reden könnte. Da es die Therapie aber noch nicht beenden möchte, vereinbaren wir eine längere Therapiepause. Das Paar soll sich bei Bedarf telefonisch melden.

In der Weihnachtszeit bekomme ich Post. Sie schickt Weihnachtsgrüße und ihre Zeilen klingen nachdenklich. Im Sommer des nächsten Jahres rufe ich das Paar an, um mich nach dem Befinden zu erkundigen. Ich schlage einen Abschlusstermin vor. Sie berichten über Höhen und Tiefen, die Zwangssymptomatik ist in Krisen immer wieder aufgetreten, ihr Leben wird aber nicht mehr durch die Zwänge bestimmt. Ihr Arbeitsplatz ist gefährdet, er beabsichtigt, sich beruflich weiter zu qualifizieren und dann den Arbeitgeber zu wechseln. Wir kommen erneut auf die Lebensplanung zu sprechen. Sie fühlt sich zu alt, um noch ein Kind zu bekommen und scheut die Verantwortung. Er stellt fest: „Früher drehte sich unser Leben nur um die Zwänge, heute können wir gut mit ihnen leben."

Zweiter stationärer Aufenthalt

Nach über einem Jahr ruft sie mich in der Klinik an. Seit sie ihren Arbeitsplatz verloren hat, nimmt die Zwangssymptomatik kontinuierlich zu. Da ihre ambulante Einzeltherapie abgeschlossen ist, vereinbaren wir eine stationäre Aufnahme zur Krisenintervention. Bei Aufnahme ist ihr Gesicht gerötet und geschwollen. Doch schon in der ersten stationären Woche kann sie auf ihre Zwänge verzichten. Es stellt sich heraus, dass sie sich zu Hause unter Druck fühlte, in kürzester Zeit wieder eine Arbeit finden zu müssen.

Deswegen hat sie Stellen angenommen, in denen sie sich überhaupt nicht wohl fühlte. Ihrem Mann sei es wichtig gewesen, dass sie nicht zu Hause „herumhänge“, da er einen Rückfall in die Zwangssymptomatik befürchtete. Genau dieser ist jetzt eingetreten und sie erlebt sich als Versagerin. Sie war mit der Erwartung in die Klinik gekommen, mit Reizkonfrontationsübungen eine Prophylaxe gegenüber ihren Zwängen aufzubauen. Doch jetzt hatte sie keine Zwänge mehr. Mein Vorschlag, ein Paargespräch zu führen, stößt zunächst auf Widerstand.

Im Rollenspiel in der Gruppentherapie stellen wir eine typische Gesprächssituation zwischen ihr und ihrem Mann nach. Das Feedback der Gruppe lautet, sie soll nicht „um den heißen Brei“ herum reden, sondern ihrem Mann sagen, was ihr wichtig ist. Eine Woche später kommt er zu einem Paargespräch. Er wirkt sehr reserviert und beginnt zunächst subtil, dann immer offener die vergangenen ambulanten Paargespräche zu entwerten. Was soll er denn noch alles tun, damit ihre Zwänge nicht mehr auftreten. Seine Verlustängste sind deutlich spürbar. Es ist in diesem Gespräch nicht möglich, Paarthemen konstruktiv zu diskutieren. Der Ehemann ist vollständig auf den Zwang seiner Frau fixiert.

In den folgenden Einzelsitzungen machen wir eine idiographische Systemmodellierung (s. Abb. 16 und Kap. 4.5). Diese verwenden wir als Grundlage für das zweite und zugleich abschließende Paargespräch. Die Patientin hat ihrem Ehemann die Systemmodellierung in der Zwischenzeit zugeschickt. Das zweite Gespräch findet in einer sehr konstruktiven Atmosphäre statt. Sie spricht über ihre Veränderungswünsche. Sie möchte schon lange in eine neue Wohnung ziehen. Außerdem möchte sie nicht, dass er immer die Zwänge heraufbeschwört, wenn bei ihr etwas schief läuft oder sie Veränderungspläne hat. Sie nimmt sich für die Zukunft vor, sich nicht bei jeder Unsicherheit an ihn zu wenden. Außerdem möchte sie klarstellen, wann sie seine Unterstützung braucht und wann sie sich nur mitteilen möchte. Er realisiert, dass beide dazu neigen, für den anderen mitzudenken und dass er am Status quo festhält. Während der Abwesenheit seiner Frau spürte er einerseits die Entlastung, da nicht über den Zwang gesprochen wurde, andererseits die Leere in seiner Freizeit. Die Patientin verlässt die Klinik nach fünf Wochen.

Zusammenfassung

Die Biografie der Patientin ist geprägt durch den Verlust des Vaters und die unsichere Bindung zur Mutter. In ihrer Ehe findet sie Sicherheit und Geborgenheit. Die symbiotische Beziehungsgestaltung führt bei ihr im Laufe der Jahre zu zunehmenden Autonomiebestrebungen. Sie möchte nicht länger im Schatten ihres Mannes stehen. Indem er sich hauptsächlich auf seine Arbeit und seine Frau konzentriert, muss er sich nicht mit eigenen Ängsten konfrontieren. Erst die Exazerbation der Zwangssymptomatik und der Klinikaufenthalt bringen das Paarsystem aus dem Gleichgewicht. Das Paar ist erstmalig für längere Zeit getrennt. Sie lernt in der Klinik ihre Zwänge zu reduzieren und unangenehme Gefühle auszuhalten. In den drei Paargesprächen während des ersten Klinikaufenthaltes zeichnen sich die partnerschaftlichen Problembereiche ab. Der Ehemann wird von uns ermutigt, der Zwangssymptomatik seiner Frau Grenzen zu setzen und auf eigene Bedürfnisse zu achten. Da er Suiziddrohungen bereits bei seiner Mutter erlebte, fällt ihm diese Veränderung sehr schwer. Das Paar macht poststationär niederfrequente Sitzungen über einen längeren Zeitraum und kann so Krisen für Entwicklungsschritte nutzen. Ich grenze mich gegenüber endlosen Diskussionen über die Zwangssymptomatik ab. Dadurch beginnt das Paar über relevante Problembereiche zu sprechen. Als die Patientin die Therapie entwertet, schlage ich dem Paar eine Therapiepause vor. In dieser Zeit entwickelt sich das Paar weiter. Vom Beginn der ersten ambulanten Sitzung bis zum 14. Termin vergehen 20 Monate. Danach erneut 20 Monate bis zum 15. und letzten ambulanten Termin.

Als die Patientin ihren Arbeitsplatz verliert, kommt es zum Rückfall in die Symptomatik. Im Rahmen eines zweiten stationären Aufenthaltes kann das Paar die Krise nutzen, um sich weiter zu entwickeln.

5.2 Der übergriffige Vater: Emotionale Ablösung von der Herkunftsfamilie bei Grenzüberschreitungen in Kindheit und Jugend

Eine 28-jährige Patientin kommt zum zweiten Mal in die Klinik, weil ihre Zwangssymptomatik stark zugenommen und die ambulante Therapeutin auf einen stationären Aufenthalt gedrängt hat. Ihr Partner hat ihr „gestanden", dass er sich erst von der Exfreundin getrennt hat, nachdem er bereits mit ihr zusammen war. Dies hat die Patientin schwer gekränkt und einen Vertrauensverlust bewirkt. Die Zwänge haben daraufhin eine Intensität angenommen, wie zuletzt während der mittlerweile geschiedenen Ehe der Patientin vor sieben Jahren. Sie musste alle Gegenstände, die die Exfreundin ihres Partners berührt haben könnte, meiden bzw. reinigen. Außerdem hatten sich die sexuellen Zwangsbefürchtungen, die latent seit der Jugend bestanden, verstärkt. Es drängten sich Gedanken auf, ihr Vater könnte gegen ihren Willen sexuelle Handlungen an ihr vollziehen, was bei ihr Angst und Ekel auslöste. Ihr Partner konnte die Zwänge nicht mehr ertragen und trennte sich vor der Klinikeinweisung von ihr. Am Arbeitsplatz fühlte sie sich seit längerer Zeit nicht mehr gebraucht und gefördert. Nach der Trennung vom Partner ist sie bei ihrer Mutter eingezogen, hat aber nicht die erhoffte emotionale Unterstützung gefunden. Die Mutter, die seit vielen Jahren vom Vater geschieden ist und alleine lebt, hat viel von sich gesprochen und sich nicht für die Probleme ihrer Tochter interessiert.

Familiärer Kontext

Die Patientin ist die älteste von insgesamt drei Geschwistern. Der Vater ist Ausländer, hat in Deutschland studiert und bekleidet eine Führungsposition. Er war der „Pacha“ in der Familie und hat unter Alkoholeinfluss den Kindern gedroht, die Mutter umzubringen. Nach Angaben der Patientin hat er außer der jüngsten Tochter alle Familienmitglieder geschlagen und entwertet. Die Patientin hat sich als Kind vor ihm geekelt und wollte sich in jeglicher Hinsicht von ihm unterscheiden.

Zwänge sind bei der Patientin erstmalig im Alter von acht Jahren aufgetreten. Bevor sie das Bad oder die Toilette benutzt hatte, musste sie zuerst durch exzessives Reinigen die „Spuren“ des Vaters beseitigen. Ihre Mutter hat die Zwänge hingenommen, der Vater dagegen wollte sie unterbinden. Wenn die Patientin an der Ausübung ihrer Rituale gestört wurde, ist es zu aggressiven Impulsdurchbrüchen gekommen.

Als die Patientin mit 17 Jahren zusammen mit ihrem Bruder eine eigene Wohnung bezogen hat, ist die Intensität der Zwänge zurückgegangen. In einer Sekte hat sie mit 18 Jahren ihren Ehemann kennengelernt und ihn ein Jahr später geheiratet. Die ersten Ehejahre hatte sie kaum Zwänge. Es war „alles neu“ und der Ehemann verhielt sich ihr gegenüber sehr einfühlsam und verständnisvoll. Lediglich in sexueller Hinsicht hat das Paar nicht harmoniert. Dann aber kam es zu massiven sexuellen Zwangsbefürchtungen mit inzestuösen Vorstellungen gegenüber dem eigenen Vater. Die Patientin konnte nicht mehr arbeiten und hat sich nur noch in ihrer Wohnung aufgehalten. In ihrer Verzweiflung hat sie einen Suizidversuch unternommen und wurde zur stationären Psychotherapie aufgenommen.

Erster stationärer Aufenthalt

In der Klinik hat ihr das Reizkonfrontationstraining mit Reaktionsverhinderung geholfen, ihre Handlungszwänge abzubauen. Sie lernte, sich selbst wieder mehr zu vertrauen und auf neutralisierende Zwangshandlungen zu verzichten. Es wurde ein Familiengespräch geführt, beim dem sich der Vater vordergründig verständnisvoll zeigte, aber jegliche Verantwortung von sich wies. Die Patientin verlies die Klinik ohne Handlungszwänge und mit reduzierten Zwangsbefürchtungen.

Danach folgte eine mehrjährige ambulante Einzeltherapie, die der Patientin half, sich sowohl von ihrem Mann, als auch aus der Sekte zu lösen. Sie machte eine neue Ausbildung und verließ die Firma, in der ihr Vater angestellt war. Die Beziehung zum Vater war über die Jahre ambivalent geblieben: Einerseits lehnte sie seine herrische und cholerische Art ab, andererseits vermisste sie weiterhin seine Unterstützung und sein Interesse. Ihre Paarbeziehungen waren kurz und wechselnd, bis sie ihren letzten Partner kennenlernte. Mit ihm ist sie zusammengezogen und hätte sich eine gemeinsame Zukunft vorstellen können, bis es zum „Vertrauensbruch" kam.

Zweiter stationärer Aufenthalt

Bei Aufnahme gibt sie an, den ganzen Tag sexuelle Zwangsbefürchtungen zu haben, Wasch- und Reinigungsrituale durchführen zu müssen und seit der Trennung von ihrem Partner auch wieder unter einer bulimischen Symptomatik zu leiden. Außerdem hat sie ein depressives Syndrom mit Affektlabilität, Energielosigkeit, vermindertem Antrieb und gestörtem Selbstwertgefühl.

Durch das schützende Kliniksetting, den Kontakt zu den Mitpatienten und die therapeutische Zuwendung stabilisiert sich der Zustand der Patientin nach einigen Wochen. Sie verliebt sich in einen Mitpatienten und sucht permanent seine Nähe. Enge Freundschaften außerhalb der Klinik hat sie nicht.

Zum ersten Familiengespräch kommen die Mutter, der Bruder und die jüngere Schwester. Für den Vater wird ein leerer Stuhl aufgestellt, da er auf Wunsch der Patientin nicht eingeladen wurde. Sie möchte, dass die Familienmitglieder mehr Kontakt zueinander haben und dass nicht über den Vater gesprochen wird. Die anderen Familienmitglieder berichten, sie haben sich mit dem Vater arrangiert. Die Mutter telefoniert noch gelegentlich mit ihm, der Bruder lässt ihn reden und die Schwester bekommt ab und zu Geld von ihm geschenkt. Die Patientin stellt die Frage, ob es in der Vergangenheit zu sexuellen Übergriffen durch den Vater gekommen sei. Die Mutter und der Bruder sind sich ganz sicher, dass dies nicht der Fall war. Die jüngere Schwester verlässt kommentarlos den Raum. Das Gespräch endet mit dem Vorsatz der Familie, in Zukunft häufiger miteinander in Kontakt zu treten und füreinander mehr Interesse zu zeigen. Die Mutter äußert den Wunsch, die Kinder sollten sich öfters bei ihr melden.

Im weiteren stationären Verlauf werden in der Einzeltherapie die unerfüllten Sehnsüchte an den Vater bearbeitet. Die Patientin kann diese betrauern und dadurch den Ablösungsprozess vom Vater in Gang bringen. Außerdem versucht sie, mit ihrer Kindheit abzuschließen, indem sie sich einen neuen Vornamen aussucht, den sie mit einer autonomen Frau verbindet. Sie zieht in eine eigene Wohnung, kauft sich ein Auto und spricht mit ihrer Personalabteilung über ihre weitere berufliche Zukunft.

Nach fünf Wochen stationärer Therapie kommt es zum zweiten Familiengespräch: Die Patientin hat der Familie bereits im Vorfeld ihre Namensänderung mitgeteilt. Diese ist auch gleich das Thema. Die Schwester zeigt Verständnis und spricht die Patientin mit dem neuen Vornamen an. Die Mutter nennt sie auch beim neuen Vornamen, wechselt aber das Thema und spricht wie beim letzten Familiengespräch vor allem über sich. Der Bruder weigert sich, den neuen Vornamen zu verwenden. Darauf hin beschuldigt die Mutter den Bruder, er würde die Gefühle anderer nicht ernst nehmen und auch ihr gegenüber kein Verständnis zeigen. Es entwickelt sich ein Streit zwischen der Patientin und ihrer Mutter, bei dem die Patientin ihr vorwirft, sie rede immer nur von sich. Die Mutter reagiert gekränkt. Ich kommentiere den Streit mit den Worten, dass es der Patientin offensichtlich sehr wichtig ist, Zuwendung und Interesse von Seiten der Mutter zu bekommen. Die Patientin verhält sich beim zweiten Familiengespräch deutlich selbstbewusster. Sie versucht nicht mehr Harmonie in der Familie herzustellen, sondern konfrontiert ihre Mutter. Der Vater ist diesmal kein Thema. Zwei Wochen später wird die Patientin entlassen.

Nach der Entlassung tritt sie wieder ihre alte Stelle an und fühlt sich anfänglich einsam in ihrer neuen Wohnung. Auch kommen wieder Zwangsbefürchtungen, Gegenstände in ihrer Wohnung könnten vom Vater berührt worden sein. Im Laufe der nächsten Monate wird sie aber stabiler, ist durchgängig arbeitsfähig und kann die neue „Freiheit“ in ihrer Wohnung genießen. Ihre Mutter hat zwischenzeitlich einen neuen Partner kennengelernt. Ein halbes Jahr nach Entlassung begegnet die Patientin zufällig ihrem Vater. Dieser macht ihr Vorwürfe, auf die sie aber nicht eingeht. In ihrer neuen Paarbeziehung nimmt der Partner Rücksicht auf ihre Eifersucht und gibt ihr die Zuwendung, die sie braucht.

Zusammenfassung

Die Patientin erlebt in ihrer Herkunftsfamilie immer wieder, dass Grenzen nicht respektiert werden. Sie flüchtet sich als Kind in Zwangsrituale, um sich vor der Aggression des Vaters zu schützen und eigene Aggressionen abzuwehren. Sie ist die Älteste der drei Geschwister, erlebt ihre Mutter als überfordert und rebelliert gegen den Vater. Die Mutter, vom Vater enttäuscht, bindet die Kinder an sich, und findet Halt in einer Sekte.

Die Patientin entwickelt ein ambivalentes Verhältnis zum Vater. Wenn sie sich zu ihm hingezogen fühlt, erlebt sie Schuldgefühle. Als junge Frau setzt sie Sexualität gleich mit Ekel, Grenzüberschreitung und Vertrauensbruch. Ein gesundes, altersentsprechendes Erleben der eigenen

Sexualität fehlt. Über ihre Ehe beginnt sie sich aus ihrer Familie zu lösen. Ihr Mann gibt ihr emotionalen Halt, eine partnerschaftliche Beziehung ist aber nicht möglich. Die sexuellen Zwangsgedanken und der Suizidversuch führen zum ersten stationären Aufenthalt.

Nach der Trennung vom Ehemann folgen Jahre, in denen die Patientin eine neue Ausbildung macht und neue Beziehungen ausprobiert. Als sie sich auf eine längerfristige Beziehung einlassen möchte, wird sie enttäuscht. Auch die berufliche Anerkennung bleibt in dieser Zeit aus. Die Zwänge exazerbieren, führen zum Ende der Beziehung und zum zweiten stationären Aufenthalt. Sie stellt ihre Attraktivität als Frau in Frage und erleidet einen Einbruch ihres Selbstwertgefühls. Hinter der perfekten Fassade verbergen sich Selbstzweifel und Versagensängste.

Als auslösende Bedingungen für die Zwangssymptomatik sind die Grenzüberschreitungen und die fehlende emotionale Unterstützung in der Kindheit zu sehen. Die aufrechterhaltenden Bedingungen in der Gegenwart dagegen bestehen in einem fragilen Selbstwertgefühl, beruflichen und privaten Kränkungen und einem starken Bedürfnis nach Anerkennung.

5.3 Das heile Dorfleben und die gefährliche Außenwelt: Eine junge Frau wird erwachsen

Eine Studentin wird von ihrem Hausarzt in die Klinik eingewiesen, weil sie sich aufgrund ihrer HIV-Infektionsängste sozial isoliert hat und weder die antidepressive Medikation mit einem selektiven Serotonin-Wiederaufnahmehemmer (SSRI) noch eine ambulante Psychotherapie ihre Zwänge reduzieren konnte.

Bei Aufnahme berichtet sie, sie leide unter der permanenten Angst, sich in Alltagssituationen mit HIV zu infizieren. Sie vermeidet es, Türklinken oder Lichtschalter außerhalb der eigenen Wohnung zu berühren. Sogar der zufällige Körperkontakt mit Passanten auf dem Gehweg stellt für sie eine Bedrohung dar. Sie geht nicht zu Vorlesungen und hält sich überwiegend in ihrem Zimmer im Elternhaus auf. Ihre HIV-Infektionsängste haben einen ausgeprägten Waschzwang zur Folge: Sie muss sich stündlich die Hände waschen, mindestens einmal täglich Duschen und 2- bis 3-mal wöchentlich ihre Kleidung waschen, um sich von den befürchteten Viren „reinzuwaschen".

Begonnen hat alles mit einem Krankenhausbesuch. Dabei ist ihre Kleidung mit „fremdem" Blut beschmutzt worden. Beim Anblick des Blutes ekelte sie sich und befürchtete eine Ansteckungsgefahr. Seither wird sie die Befürchtung nicht mehr los, sich mit einem HI-Virus zu infizieren. Bereits als Jugendliche hatte sie vorübergehend leichte Kontrollzwänge. Sie war damals für das Vereinsheim verantwortlich. Beim Verlassen des Vereinsheims hatte sie begonnen, mehrfach Türen und Schlösser zu kontrollieren, da sie befürchtete, es könnte jemand einbrechen und die Kasse entwenden. Auch zu Hause hatte sie mehrfach den Herd und die Türen kontrollieren müssen, bevor sie das Haus verließ. In dieser Zeit lernte sie ihren Freund kennen, mit dem sie noch heute zusammen ist.

Familiärer Kontext

Die Eltern der Patientin führen einen Handwerksbetrieb. Der Vater wollte studieren, musste aber wegen des frühen Todes seines Vaters den Betrieb übernehmen und die Familie versorgen. Er wird als ängstlich und planend beschrieben. Die Mutter hilft im Betrieb mit und versorgt „nebenbei" Haushalt und Familie. Sie ist tatkräftig und im Gegensatz zum Vater optimistisch. Der ältere Bruder führt sein eigenes Leben. Die Schwester wohnt seit der Trennung von ihrem Freund wieder bei den Eltern. Die Patientin ist die jüngste der Geschwister und studiert in der nächstgelegenen größeren Stadt, wohnt aber noch zu Hause. Die Großmutter hat bis zu ihrem Tod im elterlichen Haus gewohnt und das Sagen gehabt. Sie achtete darauf, wen ihre Enkelkinder „auf's Zimmer" mitnehmen. Um die Familie vor den Gefahren der Außenwelt zu schützen, besprühte sie jeden mit Weihwasser. Sexualität vor der Ehe war mit ihrem Glauben nicht vereinbar. Die Eltern mussten viel arbeiten und hatten wenig Zeit für die Kinder. So wurde die Patientin schon früh selbstständig. Sie galt in der Familie als unkompliziert und selbstbewusst.

Stationärer und post-stationärer Verlauf

Die Patientin findet schnell Anschluss und das anfängliche Heimweh verfliegt nach kurzer Zeit. Sie unternimmt vielfältige Freizeitaktivitäten mit den Mitpatienten. Dadurch macht sie die Erfahrung, dass „fremde" Menschen zu Vertrauten werden können. Die Beziehung zu ihrem Partner, mit dem sie schon seit der Jugend zusammen ist, erlebt sie als ambivalent: Einerseits gibt er ihr Halt und unterstützt sie in jeglicher Hinsicht. Andererseits vermisst sie die Leidenschaft in der Beziehung. Ein Paargespräch möchte sie nicht führen. Wir stellen eine Familienskulptur zu ihrer aktuellen Lebenssituation. Dabei kann die Patientin die starke Ängstlichkeit in der väterlichen Familie erkennen, die Fremdes mit Bedrohung gleichsetzt. Außerdem wird ihr die Halt gebende Funktion des Freundes und die Funktion des Zwanges deutlich. Der Zwang verhindert die Ablösung vom Elternhaus und neue zwischenmenschliche Erfahrungen. Er sorgt dafür, dass alles beim Alten bleibt.

Während der 14-tägigen Floodingphase besucht sie ein AIDS-Informationszentrum und macht täglich Konfrontationsübungen. Dadurch kann sie ihre Infektionsängste überwinden. Die Y-BOCS (Zwangsinventar) fällt von 24 auf 5 Skalenpunkte, was subklinischen Zwängen entspricht. Die antidepressive Medikation können wir komplikationslos ausschleichen. Die Patientin möchte sich eine Wohnung an ihrem Studienort suchen und plant, ein Semester im Ausland zu verbringen.

Einige Monate nach Entlassung ruft sie mich aufgrund einer Krise an. Sie hat wieder Zwänge, nimmt das abgesetzte Antidepressivum ein und drängt auf eine Wiederaufnahme. Beim Telefonat mit ihrer ambulanten Therapeutin stellt sich heraus, dass sie immer noch zu Hause wohnt und sich „aufgrund der Zwänge“ die anstehenden Semesterprüfungen nicht zutraut. In Absprache mit der ambulanten Therapeutin entscheiden wir uns gegen eine stationäre Aufnahme.

Ein Jahr später schließt sie ihr Studium erfolgreich ab und zieht aus dem Elternhaus aus. Sie findet schnell Anschluss zu Kollegen und genießt ihre neue Freiheit. Mit ihrem langjährigen Partner ist sie immer noch zusammen, führt aber jetzt eine Wochenendbeziehung. Die noch verbliebenen Zwänge sind in dieser Zeit für sie unbedeutend.

Nach einem weiteren Jahr muss sie aus beruflichen Gründen umziehen. Am neuen Arbeitsplatz hat sie Kontaktschwierigkeiten. Außerdem muss sie mehr Verantwortung tragen. Unter der Woche fühlt sie sich einsam, an den Wochenenden fährt sie zu den Eltern und zum Freund. Nach einigen Monaten zieht sie gegen den Widerstand der Eltern wieder zu Hause ein. Seitdem pendelt sie täglich zum Arbeitsplatz. Zwangsbefürchtungen oder Zwangshandlungen treten nur selten auf. Sie habe gar nicht die Zeit, über Zwänge nachzudenken, weil sie beruflich so eingespannt sei. Die ambulante Psychotherapie schließt sie im gleichen Jahr ab. Obwohl sie im Elternhaus auf verschiedene Freiheiten verzichten muss, wohnt sie lieber in ihrem gewohnten Umfeld, das ihr Sicherheit und Geborgenheit vermittelt.

Zusammenfassung

Die Patientin kommt aus einer Familie mit konservativen Werten und katholischen Moralvorstellungen. Die Eltern erlebt sie als ideales Paar, das sich niemals trennen wird. Die Patientin entwickelt sich zu einer modernen Frau, die ihr Leben selbstbestimmt leben möchte. Sie gefällt sich in der Rolle der selbstbewussten jungen Frau, möchte nach außen keine Schwächen zeigen. Sie wächst in einer Dorfgemeinschaft auf, ist beliebt und fühlt sich geborgen. Als Jugendliche lernt sie ihren Partner kennen. Vier Jahre später treten erstmalig HIV-Infektionsängste auf. Sie ist zum damaligen Zeitpunkt Studentin, wohnt aber noch bei den Eltern. Die Zwangssymptomatik verstärkt sich derart, dass sie nicht mehr in der Lage ist, Vorlesungen zu besuchen. In den Zwängen spiegelt sich ihre ambivalente Haltung gegenüber ihrer Paarbeziehung und gegenüber der Ablösung vom Elternhaus. Durch eine Trennung vom Partner würde sie Sicherheit und eventuell auch die Zuneigung ihrer Eltern verlieren.

In der Klinik erlebte sie einen starken Zusammenhalt und lernt neue Menschen kennen. Familien- und Paargespräche werden von ihr vermieden. Der Abbau der Zwangssymptomatik gestaltet sich in der Klinik erfolgreich. Nach Entlassung kommt es zu einem Rückfall und die Patientin wünscht eine Wiederaufnahme. Sie kann aber ambulant stabilisiert werden. Nach Abschluss ihres Studiums kommt ein weiterer Reifungsschritt. Sie muss aus beruflichen Gründen von zu Hause ausziehen. Dies gelingt gut, solange sie sich mit ihren Kollegen versteht und keine große Verantwortung tragen muss. Am nächsten Arbeitsplatz hat sie Schwierigkeiten mit den Kollegen und dem Arbeitspensum. Es kommt aber zu keinem Rückfall in die Zwangssymptomatik. Ihren Halt findet sie durch einen Umzug zurück ins Elternhaus und in der langjährigen Paarbeziehung.

5.4 „Ich musste immer arbeiten, meine Schwester dagegen hat ihr Leben genossen" – Die Geschichte einer Borderline-Patientin

Die 30-jährige Patientin wird von ihrer Psychiaterin als Zwangspatientin mit schweren wiederkehrenden depressiven Episoden eingewiesen. Seit ihrer Kindheit bestehen Wasch- und Kontrollzwänge, seit einigen Jahren hat sich ein massives Kontrollbedürfnis in Bezug auf die eigene Wohnung entwickelt. Der Ehemann darf sich in der Wohnung nur langsam bewegen, um keine Gegenstände zu verrücken. Sie muss Fingerabdrücke sofort abwischen und den Abstand der Kleiderbügel und Gardinenringe mit dem Zentimetermaß ausmessen. Ist ein Gegenstand nicht an seinem Platz, so kommt sie unter starke Anspannung, fühlt sich als Versagerin und reagiert entweder depressiv oder aggressiv.

Die Patienten erscheint am Aufnahmetag gemeinsam mit ihrem Ehemann zum Erstgespräch. Zuerst berichtet sie über ihr ausgeprägtes Kontrollbedürfnis innerhalb der Wohnung. Danach erzählt sie, sie sei als Kind sexuell missbraucht worden und habe ihren Ehemann schon mehrfach geschlagen. Als zur Sprache kommt, dass ihr Vater letztes Jahr verstorben ist, bricht sie in Tränen aus. Der frühe und wiederholte sexuelle Missbrauch durch einen

Cousin, die Schilderung ihrer Impulsivität, die Beobachtung der emotionalen Instabilität und die vielen Psychotherapien im Vorfeld lassen an eine Borderline-Persönlichkeitsstörung denken. Sie erlebt die Beziehung zu ihrem Mann entweder als ganz nah oder als völlig distanziert, fühlt sich durch seine Anwesenheit häufig überfordert, befürchtet aber, ihn zu verlieren. Ihren Eltern gegenüber hat sie sich noch nie abgrenzen können, ihre Schwester habe immer ihren Willen durchgesetzt. Um Schuldgefühle zu vermeiden, versuche sie es anderen recht zu machen und überfordere sich dadurch. Wenn ihr „alles zuviel" werde, reagiere sie mit Suizidgedanken.

Ich informiere das Paar, dass wir nicht das „übliche" Setting für Zwangspatienten durchführen können. Da die Zwangssymptomatik für die Patientin eine emotionsregulierende und -stabilisierende Funktion hat, könnte eine frühe Exposition mit Reaktionsverhinderung zu suizidalen Krisen führen. Die Patientin muss zuerst Kompetenzen in der Emotionsregulation und Verhaltenskontrolle aufbauen, bevor die Zwänge abgebaut werden können. Es wird vereinbart, dass der Ehemann in 2- bis 3-wöchigen Abständen zu Paargesprächen erscheint.

Da die Patientin bisher nicht über ihre Borderlinestörung aufgeklärt worden war, bekommt sie Informationsmaterial, um den Zusammenhang zwischen ihrer emotionalen Instabilität und der Zwangssymptomatik besser zu verstehen. Durch die Y-BOCS-Symptomcheckliste wird deutlich, dass ihr gesamter Tagesablauf aus Zwangsbefürchtungen, Zwangsgedanken (aggressiven und sexuellen Inhalts) sowie aus Kontroll-, Putz- und Waschzwängen besteht. Außerdem ist sie chronisch depressiv, energielos, ohne Antrieb und kann sich nichts gönnen.

Es wird ein Therapievertrag aufgesetzt, um die Dauer des stationären Aufenthaltes, den Umgang mit Suizidalität und Spannungszuständen, sowie die Selbstfürsorge zu regeln. Sie berichtet, in ca. fünf Wochen steht ein Umzug in die neue Wohnung an und sie kann die Gedanken nicht ertragen, dass Handwerker ohne ihre Aufsicht die Renovierungsarbeiten durchführen. Das Paar hat eine Wohnung in ihrem Elternhaus überschrieben bekommen. Dafür hat sich die Patientin verpflichtet, ihre Mutter später einmal zu pflegen. Dieses Arrangement wurde getroffen, da die Mutter seit einigen Monaten verwitwet ist und nicht alleine leben möchte.

Zum Therapieziel wird die Verbesserung ihrer Abgrenzungsfähigkeit, um mit der räumlichen Nähe zur Mutter zurechtzukommen. Hierzu soll sie am 4-wöchigen Selbstsicherheitstraining teilnehmen. Ein weiterer Problembereich ist die fehlende Selbstfürsorge. Da die Patientin von Kindheit an Anerkennung nur über Leistung bezogen hat, bekommt sie sofort Schuldgefühle, wenn sie sich ausruht oder sich etwas gönnt. Sie wird angeleitet, selbstfürsorgliches Verhalten täglich zu üben und das dabei auftretende schlechte Gewissen auszuhalten.

Beim Expositionstraining gehen wir graduiert vor: Sie verzichtet zuerst auf Teilbereiche ihrer Zwänge. Im Dreibettzimmer muss sie sich mit der Nähe zu Mitpatienten konfrontieren und Kompromisse eingehen. In einer Sitzung berichtet sie über den Druck, den ihre Mutter seit Kindheit auf sie ausgeübt hat. Wenn sie sich als Kind ausruhen wollte, wurde sie als „faul" bezeichnet. Dies hat dazu geführt, dass sie ihre Tage mit Aktivitäten verplant. Dieses Wochenende ist es ihr gelungen, sich tagsüber ohne schlechtes Gewissen ins Bett zu legen. Sie hat mit ihrem Mann vereinbart, noch weitere sechs Wochen in der Klinik zu bleiben, obwohl ihre Mutter sich gegen den Aufenthalt ausgesprochen hat.

Am nächsten Wochenende bekommt sie Besuch von ihrer Schwester und dem Ehemann. Nach dem Besuch ist sie „völlig erschöpft" und verbringt den Tag im Bett. Im nächsten Paargespräch wird ihre Selbstüberforderung thematisiert. Dem Ehemann ist es wichtig, instruiert zu werden, wie er sich seiner Frau gegenüber verhalten soll. Wir empfehlen ihm, sie auf ihre Rituale aufmerksam zu machen und sich gegenüber einer Einbindung in die Zwänge klar abzugrenzen. Für den Fall, dass sie aggressiv reagiert, soll er sich für zehn Minuten räumlich entfernen. Diese Zeit benötigt die Patientin, um ihre Spannung zu reduzieren und wieder klar denken zu können. Diskussionen und Vorwürfe sind in solchen Situationen kontraproduktiv. Die Patientin soll sich eine Skala von eins bis zehn vorstellen. Da sie ab einer Anspannung von sechs nicht mehr rational handeln kann, muss sie frühzeitig für einen Spannungsabbau sorgen. Dieser kann durch körperliche Aktivität, Rückzug in ein Zimmer oder durch Konzentrationsübungen erfolgen. Durch diese Instruktionen werden die Verantwortlichkeiten der Partner geklärt. Der Ehemann erfährt von seiner Frau, dass es für sie eine Erleichterung darstellt, wenn er sich in Krisen räumlich distanziert und sie nicht tröstet.

In einer Einzelstunde berichtet die Patientin, ihr Mann unterstellt ihr eine Affäre, weil sie nicht möchte, dass er sie am Wochenende besucht. Wir erklären ihr, dass eine zunehmende Unabhängigkeit des Patienten im Rahmen einer stationären Therapie häufig ein Problem für den Partner darstellt. Der Ehemann bleibt am Wochenende zu Hause. Nach dem Wochenende verhält sich die Patientin erstmalig offener in der Gruppentherapie. Sie trägt ihr Haar offen und meint, zu Hause würde sie sich ihrem Mann zuliebe nicht schminken und ihre Haare nur geschlossen tragen. Da die Zwangssymptomatik in der Klinik in den Hintergrund getreten war, verlange ich von ihr, das Desinfektionsmittel abzugeben und das Gemeinschaftsbad nach Benutzung der Zimmerkollegin nicht mehr zu desinfizieren.

In den folgenden vier Wochen nimmt sie am Selbstsicherheitstraining teil. Sie übt in Rollenspielen unter Anwendung von Videoaufnahmen die Abgrenzung gegenüber Forderungen, das Annehmen und Verbalisieren von Kritik, das Aushalten von Schuld- und Schamgefühlen und den adäquaten Umgang mit Konfliktsituationen.

Im abschließenden Paargespräch äußert ihr Ehemann die Sorge, dass sie die Therapieerfolge zu Hause nicht aufrechterhalten werde. Sie ist in diesem Gespräch zum ersten Mal in der Lage, ihrem Mann konkret zu sagen, dass er sie mit seinem Mitteilungsbedürfnis häufig überfordert. In der Vergangenheit hat sie ihm zugehört, um ihn nicht zu kränken, verhielt sich letztlich aber sehr gereizt.

Mit dem Paar wird vereinbart, dass der Ehemann in der neuen Wohnung ein Zimmer bekommt, auf das die Patientin keinen Einfluss hat. Der Umgang mit Gemeinschaftsräumen, wie z. B. der Küche oder dem Wohnzimmer, soll im Rahmen der ambulanten Therapie geregelt und begleitet werden. Es wird ein zweites stationäres Therapieintervall in fünf Monaten vereinbart. Das erste Intervall diente der Aufklärung über die Persönlichkeitsstörung, der Klärung der Funktionalität der Zwänge, sowie dem Aufbau von Abgrenzungsfähigkeit und Selbstfürsorge. Im zweiten Intervall soll es um den konsequenten Abbau der Zwangssymptomatik gehen.

Nach drei Monaten ruft mich die Patientin an und klingt verzweifelt. Ihre Psychiaterin hat sie vor die Wahl gestellt, entweder zur Krisenintervention in eine Psychiatrie zu gehen oder vorzeitig in unserer Klinik aufgenommen zu werden. Wir vereinbaren eine kurzfristige Aufnahme. Seit dem Umzug in die neue Wohnung sind die Zwänge exazerbiert, was die Patientin auf das übergriffige Verhalten ihrer Mutter zurückführt. Die Mutter betritt ohne zu Fragen ihre Wohnung und kommentiert ihre Haushaltsführung. Wenn die Mutter die Wohnung wieder verlässt, baut die Patientin ihren Ärger mit Hilfe der Zwänge ab. Ihren Mann erlebt sie nach wie vor anklammernd. Wenn sie sich von ihm zurückzieht, reagiert er gekränkt, was bei ihr Schuldgefühle erzeugt.

Wir beginnen diesmal frühzeitig mit der Reizkonfrontation, da die Patientin das Setting kennt. In der ersten Woche der Reizkonfrontation wirkt sie wenig motiviert und reduziert ihre Zwänge nur in Teilbereichen. Es stellt sich heraus, dass sie an ihrer Rolle der perfekten Tochter und Ehefrau festhält. Erst nachdem ihr klar wird, dass ihre alte Rolle mit einer Aufgabe der Zwänge nicht vereinbar ist, setzen wir die Reizkonfrontation fort. Die Patientin entschliesst sich, einen Rechtsanwalt zu konsultieren, um den notariellen Vertrag mit ihrer Mutter anzufechten. Außerdem möchte sie Fahrstunden nehmen, um unabhängiger von ihrem Mann zu werden. In der Beziehung zur Co-Therapeutin erlebt sie authentische Fürsorge durch eine Mutterfigur, wird aber auch zum konsequenten Abbau ihrer Zwangssymptomatik angehalten.

Nach zwei Wochen Reizkonfrontation übt sie keine Zwänge mehr aus. Die Zeit, die sie vorher für die Zwänge brauchte, nutzt sie jetzt für Freizeitaktivitäten mit den Gruppenmitgliedern. Zu zwei Mitpatientinnen hat sich eine Freundschaft entwickelt. Sie fühlt sich wohl wie nie zuvor. Doch dann thematisiert sie im Rahmen einer Konfrontationsübung mit der Co-Therapeutin erstmalig detailliert ihren Missbrauch. Dies führt vorübergehend zu einer PTSD-Symptomatik[12] mit Flashbacks, Intrusionen und gesteigerter Schreckhaftigkeit. Nach jahrelanger Therapie sieht sich die Patientin erstmalig in der Lage, sich den traumatischen Erfahrungen zu stellen. Zur Traumabearbeitung vereinbaren wir einen Therapeutenwechsel zu einer darauf spezialisierten Kollegin. Zwänge treten jetzt auf, wenn sie über den Missbrauch spricht. Konflikte mit Mitpatienten verarbeitet sie nicht mehr schuldhaft, sondern grenzt sich klar ab. Sie erkennt jetzt ihre Ressourcen und erlebt sich unabhängiger von ihren Bezugspersonen. Im abschließenden Paargespräch spricht sie erstmalig ihre sexuelle Aversion und die damit verbunden Schuldgefühle an. Die Patientin könnte sich vorstellen, aus ihrem Heimatort wegzuziehen.

Zusammenfassung

Dieses Fallbeispiel demonstriert die Notwendigkeit einer Intervalltherapie, bei der die Reizkonfrontation zurückgestellt wurde, um suizidale Krisen und Therapieabbrüche zu vermeiden. Beim ersten stationären Aufenthalt wurde die Patientin über ihre Persönlichkeitsstörung aufgeklärt und es wurde ihr der Zusammenhang zwischen ihren Spannungszuständen, den emotionalen Schwankungen und der Zwangssymptomatik erklärt. Den Ehemann bezogen wir, soweit dies räumlich und zeitlich möglich war, in die Therapie ein. Die Patientin erkannte, dass der Umzug in ihr Elternhaus ihre Ambivalenz gegenüber der Mutter widerspiegelt. Einerseits versucht sie durch die räumliche Nähe die Zuwendung nachzuholen, die sie nie bekommen hatte. Andererseits verpflichtet sie sich notariell zur Pflege einer Mutter, der sie es nie recht machen konnte. Das zweite zentrale Thema war ihre Nähe-Distanz-Regulation gegenüber dem Ehemann (siehe Abbildungen 17 bis 19 in Kapitel 4.5).

Da die Zwangssymptomatik vor dem Hintergrund des sexuellen Missbrauchs und der Persönlichkeitsstörung eine wichtige emotionsregulierende Funktion hatte, war die Erwartung einer frühen Aufgabe der Zwänge unrealistisch. Darüber klärten wir die Patientin und ihren Ehemann zu Beginn der stationären Therapie auf. In den acht Wochen des ersten stationären Aufenthaltes wurden wichtige Voraussetzungen für den Abbau der Zwangssymptomatik geschaffen. Die Patientin konnte Vertrauen zum therapeutischen Personal aufbauen und ihre soziale Kompetenz und Selbstfürsorge verbessern. Sie wurde über ihre Borderline-Störung aufgeklärt und erkannte funktionale Zusammenhänge zwischen ihrer Biografie, den aktuellen Lebensbedingungen und der Zwangssymptomatik. Die Intervalltherapie war notwendig, da zu erwarten war, dass der Umzug in das Elternhaus die Beziehungskonflikte verschärft.

12 Posttraumatic Stress Disorder, dt. Posttraumatische Belastungsstörung

Beim zweiten Intervall ging es um den konsequenten Abbau der Zwangssymptomatik. Dabei wurden traumatische Erfahrungen reaktualisiert und dadurch einer therapeutischen Behandlung zugänglich. Die Zwänge hatten bis zu diesem Zeitpunkt vielfältige Funktionen gehabt: Sie kompensierten belastende Emotionen wie Wut, Ekel und Schuldgefühle. Sie lenkten von den Paarkonflikten ab und verdeckten die Traumatisierung. Sie stabilisierten das Selbstwertgefühl der Patientin und sorgten dafür, dass alles beim Alten bleibt.

5.5 „Mein Sohn war schon immer sehr sensibel" – ein Patient mit aggressiven und sexuellen Zwangsgedanken

Ein 22-jähriger Patient wird von seiner ambulanten Therapeutin in die Klinik eingewiesen, da sie erst in einem halben Jahr neue Therapiestunden von der Krankenkasse bewilligt bekommen konnte, und er weiterhin an sexuellen und aggressiven Zwangsgedanken leidet. Die Zwangsgedanken bestehen seit dem 16. Lebensjahr und sind mit erheblichen sozialen Ängsten verbunden.

Zur Vorgeschichte

Der Patient war acht Jahre alt, als sich die Eltern trennten. Sein Vater hatte sich bis dahin aus der Erziehung herausgehalten und wenig mit dem Patienten und seiner Schwester unternommen. Die Schwester blieb nach der Trennung beim Vater, er ist mit der Mutter und ihrem neuen Freund in die benachbarte Stadt gezogen. An den Wochenenden war er regelmäßig beim Vater und hat mit seinen alten Freunden gespielt. Zum Vater konnte er auch nach der Trennung keine emotionale Nähe entwickeln. Mit 14 Jahren begann er in seiner Clique Marihuana zu rauchen. Nach einem Jahr täglichen Marihuanakonsums distanziert er sich über Nacht von der Clique und beendet seinen Konsum. Er beginnt eine Lehre und besucht die Berufsschule. Nach Beendigung des Marihuanakonsums treten zunehmend soziale Ängste auf. Er vermeidet es, die Berufsschule zu besuchen, mit öffentlichen Verkehrsmitteln zu fahren und sich zu unterhalten. Mit 16 Jahren bekommt er erstmalig aggressive Zwangsbefürchtungen. Der Patient sucht Entlastung bei seiner Mutter, indem er täglich mit ihr über seine Befürchtungen redet. Es kommt zu einer krisenhaften Zuspitzung der Zwänge und Ängste, woraufhin der Patient wegen akuter Suizidalität für eine Woche in die Psychiatrie eingewiesen wird. Eine ambulante Psychotherapie bricht er nach zehn Sitzungen ab. Er unterbricht seine Lehre und wird ein Jahr in einer psychiatrischen Tagesklinik betreut. Dort wird die Diagnose „soziale

Identitätskrise" gestellt. Erst im Rahmen der zweiten ambulanten Psychotherapie werden die Zwangsgedanken diagnostiziert. Er hat kaum soziale Kontakte, da er sich in seiner Freizeit hauptsächlich zu Hause aufhält. Er ist müde, antriebslos, kann nur schlecht schlafen und grübelt ständig. Seine Hauptbezugsperson ist die Mutter.

Stationäre Therapie

In den Einzelgesprächen konnte folgendes Muster herausgearbeitet werden: Immer, wenn der Patient unter Anspannung gerät, kommt es bei ihm zu aggressiven Zwangsgedanken. Da diese Gedanken sozial unverträgliche Inhalte haben (z. B. „Ich könnte meine Katze umbringen", „Ich könnte ein kleines Mädchen vergewaltigen" usw.), befürchtet er, man könnte ihm diese Gedanken anmerken und ihn deswegen ablehnen oder sogar bestrafen. Wir führen eine kognitive Umstrukturierung durch: Durch Verhaltensexperimente vergewissert er sich, dass Gedanken nur Gedanken sind, und dass andere Menschen ihm seine Gedanken nicht anmerken können. Wegen seiner sozialen Ängste nimmt er am Selbstsicherheitstraining teil und übt den Umgang mit Konflikten. Dadurch reduziert sich seine Kritikempfindlichkeit und die Konfliktbereitschaft nimmt zu. Er lernt, die Grenzen seiner Belastbarkeit wahrzunehmen und zu respektieren. In der Vergangenheit hielt er schwierige soziale Situationen aus und wollte sich dadurch „abhärten". Daraus resultierte eine hohe Anspannung und Zwangsgedanken. Die Zwangsgedanken führten zu Beziehungsideen, die je nach Tagesform unterschiedlich stark ausgeprägt waren. Wenn sich der Patient z. B. durch Straßenlärm gestört fühlte, konnte er sich auf nichts anderes mehr konzentrieren. Obwohl es ihm irrational erschien, hatte er das Gefühl, dass Autofahrer und Passanten absichtlich Lärm machten, um ihn zu stören. Diese Beziehungsideen gingen manchmal soweit, dass er den Eindruck hatte, seine Gedanken würden das Verhalten anderer beeinflussen. Im Gegensatz zur Psychose hatte er dabei aber keine Wahngewissheit.

Anfänglich genießt er die sozialen Kontakte in der Klinik, fühlt sich aber nach zwei Wochen überfordert und zieht sich zurück. Die Zwangsgedanken und Beziehungsideen nehmen zu und er kommt nachts nicht zur Ruhe. Wir verordnen die Einnahme eines niedrig dosierten Neuroleptikums und empfehlen, auf die Ausgewogenheit zwischen Sozialkontakten und Ruhephasen zu achten.

Im Familiengespräch mit der Mutter thematisiert der Patient seine Absicht, nach dem Klinikaufenthalt in eine eigene Wohnung zu ziehen. Die Auseinandersetzungen zwischen ihr und ihrem Lebensgefährten würden ihn zu sehr belasten. Die Mutter betont die Sensibilität ihres Sohnes und erzählt, wie viel Kraft sie die ständigen Gespräche über seine Zwangsbefürchtungen gekostet hätten. Sie meint, es sei völlig normal, dass ihr Sohn mit 22 Jahren ausziehen möchte, aber sie werde ihn sehr vermissen, zumal ihre Tochter ohne Begründung den Kontakt zur Familie abgebrochen hat. Der Patient berichtet von seinen Sorgen um die Mutter.

Nach drei Wochen findet das zweite Familiengespräch unter Anwesenheit des Lebensgefährten statt. Der Patient redet wieder über seine Sorge um die Beziehung der Mutter und kritisiert den Umgang der Mutter mit ihrem Lebensgefährten. Sie reagiert energisch und verbittet sich seine Einmischung in die Paarbeziehung. Der Patient ist erstaunt, lässt ihre Kritik aber stehen. Im weiteren Gespräch versichern sowohl die Mutter wie auch ihr Partner dem Patienten ihre Unterstützung im Falle eines Auszuges. Der Patient ist erleichtert. Er ging davon aus, nach dem Auszug auf sich alleine gestellt zu sein.

In den verbleibenden zwei Wochen der stationären Therapie konzentrieren wir uns auf die Reizkonfrontation. Der Patient wird instruiert, all seine Zwangsgedanken auf Tonband zu sprechen. Die Aufnahme hört er sich in der Öffentlichkeit zweimal täglich per Kopfhörer an. Dadurch soll eine Habituation gegenüber den Zwangsgedanken erreicht werden. Außerdem kann er sich vergewissern, dass eigene Gedanken von den Mitmenschen nicht erkannt werden können. Er wird instruiert, sich in der Nähe von Schulen und Kindergärten aufzuhalten, um sich mit seinen pädophilen Zwangsbefürchtungen zu konfrontieren. Durch die tägliche Reizkonfrontation nimmt der Bedrohungsgrad der Zwangsgedanken ab. Der Patient ist im stationären Verlauf sozial sicherer geworden und kann jetzt seine Belastungsgrenzen besser wahrnehmen. Das niedrig dosierte Neuroleptikum möchte er als Erhaltungsmedikation beibehalten, da es seine Beziehungsideen reduziert.

Nach acht Monaten meldet sich der Patient, um über den weiteren Verlauf zu berichten. Er ist innerhalb der gleichen Stadt in eine eigene Wohnung gezogen. Die ruhige Wohnlage und die Entfernung zum Elternhaus tun ihm gut. Wenn Symptome auftreten, kann er Zusammenhänge zwischen seinen Beziehungskonflikten, den Zwangsgedanken und den Beziehungsideen herstellen. Er meditiert seit einigen Monaten regelmäßig, was ihm hilft, zur Ruhe zu kommen.

Zwölf Monate nach Entlassung meldet er sich schriftlich im Rahmen der klinikinternen 1-Jahres-Katamnese. Er ist wieder in ambulanter Psychotherapie, was ihm sehr hilft, und nimmt zusätzlich ein SSRI ein. Er erlebt sich „lockerer, heiterer und gelassener", hat weniger Zwangsgedanken und Beziehungsideen. Das Neuroleptikum hat während der Klinkzeit und nach Entlassung seine Symptome reduziert, er hat es aber wegen anhaltender Müdigkeit abgesetzt. Seine Symptomatik hat sich im Vergleich zum Zustand vor Aufnahme um 50 % reduziert.

Zusammenfassung

Für diesen Patienten war es wichtig, einen neuen Umgang mit sozialen (Konflikt-)Situationen zu erlernen. Im Selbstsicherheitstraining, in der Gruppentherapie und im täglichen Kontakt mit den Mitpatienten konnte er diesbezüglich neue Erfahrungen machen. Er lernte Rücksicht auf sein Bedürfnis nach Rückzug und Erholung zu nehmen, auch wenn dies bei ihm stärker ausgeprägt war als bei Gleichaltrigen. Seine Sensibilität für sich und andere Menschen stellte sich als Ressource, aber auch als Vulnerabilität heraus. Inwieweit die Vulnerabilität durch den Drogenkonsum ausgelöst oder verstärkt wurde, bleibt unklar. Durch die Therapie wurde ihm der Zusammenhang zwischen Anspannung, Zwangsgedanken und Beziehungsideen klar. Die räumliche Trennung von der Mutter, die Steigerung der sozialen Kompetenz und die beiden Familiengespräche unterstützten den Ablösungsprozess vom Elternhaus. In der 1-Jahres-Katamnese bestätigte sich die Notwendigkeit einer poststationären ambulanten psychotherapeutischen Unterstützung.

6 Schlussfolgerungen für die Praxis

6.1 Notwendigkeit einer spezifischen Therapie für Zwangsstörungen

Die Zwangsstörung scheint eine klinische Diagnose zu sein, hinter der sich heterogene Untergruppen verschiedener Ätiologie verbergen. Neurobiologische Modellvorstellungen postulieren ein Ungleichgewicht zwischen kortikalen und subkortikalen Regelschleifen. Es gibt Hinweise für einen immunologischen Pathomechanismus (PANDAS), eine genetische Disposition und Veränderungen in den Transmittersystemen. Auch das Alter bei Erkrankungsbeginn (early-onset vs. late-onset) scheint eine entscheidende Auswirkung auf die Schwere und Ausprägung der Symptomatik (Nestadt et al., 2000b) zu haben.

Psychologische Modellvorstellungen sehen die Ursache für die Entstehung von Zwangserkrankungen in Konditionierungsprozessen (Mowrer, 1947), einer Fehlbewertung von intrusiven Gedanken (Rachmann, 1993; Salkovskis et al., 2003), nicht bewältigten Reifungskrisen (Röper, 2001) sowie im Zusammenspiel dieser Einflüsse.

Die Familienatmosphäre, die Persönlichkeit der Eltern und die Lerngeschichte des Patienten haben nach kritischer Durchsicht der Literatur in der Entstehung der Zwangsstörung einen geringeren Stellenwert als bisher angenommen (Wewetzer et al., 2003; Roos, 2004). Dagegen spielen die Angehörigen von Zwangspatienten eine entscheidende Rolle bei der Aufrechterhaltung der Zwangsstörung und somit auch für die Therapie. Die Art und Weise, wie die Angehörigen mit der Zwangssymptomatik umgehen, kann therapeutische Bemühungen blockieren wie auch unterstützen. Dies ist vor allem dann der Fall, wenn der Patient noch in seiner Herkunftsfamilie lebt. Insofern stellt sich die Frage, wann und in welchem Ausmaß es notwendig ist, Angehörige in die Therapie einzubeziehen. Eine ähnliche Diskussion hat in der Vergangenheit bei schizophrenen Patienten stattgefunden, für die heutzutage eine verhaltenstherapeutische Familienbetreuung über mindestens sechs Monate (Falloon et al., 1984) in Kombination mit medikamentöser Therapie gegenüber der Standardtherapie als überlegen gilt (Möller & Deister, 2000). Die Familienbetreuung schizophrener Patienten dient der Rückfallprophylaxe, verbessert die psychosoziale Anpassung, reduziert „Expressed Emotions“ von Angehörigen und führt zu einer Kostenersparnis im Gesundheitswesen. Da schwere Zwangsstörungen einen jahrelangen Verlauf haben und zu einer erheblichen Beeinträchtigung des familiären Umfeldes führen können, ist neben der verhaltenstherapeutischen Einzeltherapie in den meisten Fällen ein Einbezug der Familienmitglieder in den therapeutischen Prozess indiziert. Zur Indikationsstellung sollten folgende Fragen geprüft werden:

In den meisten Fällen sind Paar- und Familiengespräche indiziert

- Wie abhängig ist der Zwangspatient in der Alltagsbewältigung von seinen Bezugspersonen?
- Wie sehr werden die Angehörigen in die Zwangsrituale eingebunden?
- Gibt es psychische Auffälligkeiten bei den Angehörigen?
- Sind die Angehörigen über die Zwangsstörung des Patienten ausreichend informiert?
- Sind die Angehörigen kooperativ, oder ist es sinnvoller, mit dem Patienten alleine zu arbeiten?
- Welche beruflichen und privaten Perspektiven hat der Patient nach der Therapie?
- Sollten einzelne Angehörige motiviert werden, selbst eine Psychotherapie aufzusuchen?

Die Exposition mit Reaktionsverhinderung (Exposure and Response Prevention *ERP*) hat sich als die erfolgreichste Therapiemethode für erwachsene Zwangspatienten erwiesen (Abramowitz, 1998). Bei reinen Zwangsgedanken haben sich kognitive Techniken bewährt (Salkovskis, 1999). In jedem Fall muss geprüft werden, ob neben der Zwangsstörung komorbid eine Persönlichkeitsstörung besteht, die zur Aufrechterhaltung der Zwangsstörung beiträgt. In solchen Fällen kann es notwendig sein, den Abbau der Zwangssymptomatik zurückzustellen und zuerst die Persönlichkeitsstörung zu behandeln. Mittelgradige und schwere Zwangsstörungen benötigen die hohe Behandlungsfrequenz und den multimodalen Therapieansatz einer stationären Therapie. Bei leichteren Zwangsstörungen kann eine ambulante Einzeltherapie ausreichen. Aber auch in diesen Fällen ist das Einholen einer Fremdanamnese sinnvoll, um die Auswirkungen der Zwangssymptomatik und die aufrechterhaltenden Bedingungen besser einzuschätzen zu können. Bei jungen Patienten mit einer Ablöseproblematik kann die vorübergehende Trennung von den Eltern im Rahmen einer stationären Behandlung den Ablösungsprozess katalysieren. In besonders verstrickten Familien muss sogar ein Umzug in eine therapeutische Wohngemeinschaft erwogen werden, um die Selbstständigkeitsentwicklung des Patienten zu fördern. Wenn ein Patient noch bei seinen Eltern lebt, sollten die Angehörigen unbedingt in die Therapie einbezogen werden, da nach der stationären Therapie ein erhebliches Rückfallrisiko besteht. Das gleiche gilt für Paare.

Wenn ein Patient noch bei seinen Eltern lebt, sollten die Angehörigen in die Therapie einbezogen werden

Ein rein familientherapeutisches Vorgehen erscheint bei Zwangsstörungen in den meisten Fällen nicht ausreichend. Die hochautomatisierten Zwangsrituale müssen in den meisten Fällen zuerst durch das verhaltenstherapeutische

Expositionstraining unterbrochen werden, damit der Patient an relevante emotionale Inhalte kommen kann. Im weiteren Therapieprozess können dann Beziehungskonflikte thematisiert und Interaktionsmuster verändert werden.

Jeder Zwangspatient sollte über die Möglichkeit einer medikamentösen Therapie informiert werden. Zur Aufklärung gehören neben der Wirkungsweise und der Wirklatenz auch die möglichen Nebenwirkungen. Bei einer komorbiden depressiven Episode sollte dem Patienten eine antidepressive Medikation mit einem SSRI (Serotonin-Wiederaufnahme-Hemmer) empfohlen werden. Bei komorbiden Tic-Störungen hat sich der Einsatz eines Neuroleptikums bewährt.

Auch nach einer erfolgeichen Therapie kann es immer wieder zu Zwangssymptomen kommen

Die Prognose für Zwangsstörungen bei Beginn im Kindesalter erscheint im Langzeitverlauf ungünstig. In unterschiedlichen Untersuchungen litten nach einem Zeitraum von 2 bis 15 Jahren noch 30 bis 70 % der Patienten unter ihrer Zwangserkrankung (Wewetzer et al., 2003). Eindeutige prognostische Faktoren für den Verlauf konnten bisher nicht gefunden werden. Das Fortbestehen einer Zwangssymptomatik muss nicht bedeuten, dass der Betroffene sein Leben nicht eigenständig führen kann. Auch nach einer erfolgreichen Therapie kann es in kritischen Lebensphasen zu einem erneuten Auftreten der Zwangssymptome kommen.

Entscheidend ist, dass der Patient in der Therapie den Zusammenhang zwischen der Symptomatik und den auslösenden und aufrechterhaltenden Bedingungen erkennt. Ist dies der Fall, dann wird er seine Symptomatik als Warnsignal verstehen und ihr mit Exposition und nicht mit Vermeidungsverhalten entgegentreten. Unser Therapieansatz beansprucht für sich nicht eine Heilung der Zwangsstörung, sondern einen kompetenten Umgang mit deutlich reduzierten Zwangssymptomen bei latent bestehender Vulnerabilität. Wir versuchen den Patienten zum Experten seiner Störung zu machen. Der Patient wird im Sinne der Kundenorientierung als mündiger und eigenverantwortlicher Partner verstanden, der ein Recht auf Transparenz und Selbstbestimmung in der Therapie hat. Klassische medizinische Heilungserwartungen mit Delegation der Verantwortung für den Heilungsprozess an den Arzt (bzw. Therapeuten) sind mit diesem Behandlungskonzept nicht vereinbar.

Zusammenfassung

Die Zwangsstörung ist ein komplexes und vielgestaltiges Krankheitsbild, das einer spezifischen Behandlung bedarf. Leichte Zwänge können ambulant behandelt werden, mittelgradige und schwere Zwänge benötigen eine stationäre multimodale Verhaltenstherapie. Eine Fremdanamnese ist sinnvoll, um zusätzliche Informationen und andere Sichtweisen zu gewinnen. Wenn Angehörige in die Zwangshandlungen und Rituale eingebunden werden, sollte der Therapeut Familien- und/oder Paargespräche anbieten. Da die Zwangsstörung häufig einen langjährigen Verlauf nimmt, ist nicht Symptomfreiheit, sondern ein kompetenter Umgang mit den Symptomen das vorrangige Ziel der Therapie. Die medikamentöse Therapie kann in ausgewählten Fällen eine sinnvolle Ergänzung zur verhaltenstherapeutischen Behandlung sein. Das Expositionstraining mit Reaktionsverhinderung hat sich als die effektivste Methode zur Reduktion der Zwangssymptome erwiesen. Um eine Aufrechterhaltung des Therapieerfolges zu gewährleisten, ist die Bearbeitung der zugrunde liegenden (Beziehungs-)Konflikte unumgänglich. Die Einbindung der Angehörigen in die Therapie hat sich hierbei als sehr hilfreich erwiesen.

6.2 Perspektiven für Praxis und Forschung

In den vergangenen Kapiteln haben wir Möglichkeiten eines multimodalen Vorgehens bei der Therapie der Zwangsstörung aufgezeigt. Das Windacher Modell (siehe Kapitel 3.2) ist ein auf Zwangsstörungen spezialisiertes stationäres Konzept, bestehend aus verhaltenstherapeutischen Interventionen kombiniert mit Paar- und Familiengesprächen, sowie bei Bedarf auch Körper- und Gestaltungstherapie. Wie die Interventionen kombiniert und zu welchem Zeitpunkt sie eingesetzt werden, muss individuell entschieden werden. Dies erfordert eine individuelle Fallkonzeption, welche nicht nur die Symptomatik, sondern auch den funktionalen Zusammenhang mit den Problembereichen und das Lebensumfeld berücksichtigt. Hierzu stehen neben der funktionellen Verhaltensanalyse (Kanfer et al., 1996) die idiographische Systemmodellierung (Schiepek, 1991; Schiepek & Kaimer, 1996) oder die Plan- und Schemaanalyse (Caspar, 1996) zur Verfügung. Die damit entwickelten Therapien sollten besonders wirksam sein, was aber noch belegt und nachgewiesen werden muss. Da es sich nicht um standardisierte und manualisierte Vorgehensweisen handelt, die im experimentellen Gruppenvergleich mit kontrollierten und randomisierten Vergleichsgruppendesigns überprüft werden könnten, muss eine solche Evaluation im Einzellfall erfolgen. Die Evaluation hat in der psychotherapeutischen Versorgungspraxis stattzufinden, da sich eine evidenzbasierte Psychotherapie nicht auf die Ergebnisse verlassen kann und darf, die in spezialisierten Settings (z. B. in Vergleichsstudien an Universitätskliniken) mit ähnlichen Methoden gewonnen wurden.

Real-Time Monitoring psychotherapeutischer Prozesse

Dies ist heute mit der verfügbaren Computertechnologie möglich (z. B. mit Hilfe des *Synergetic Navigation System*), ohne die psychotherapeutische Arbeit mit einem besonderen organisatorischen Mehraufwand zu belasten.

Tests und Fragebögen können auf einem internetfähigen PC oder auf einem funkbasierten bzw. an das Telekommunikationsnetz angeschlossenen Pocket-PC vorgegeben und ausgefüllt werden. Die Auswertungen erfolgen dann weitgehend automatisiert. Damit erhält eine psychotherapeutische Praxis oder eine Klinik Rückmeldungen über die Wirksamkeit ihrer Arbeit, kann im Sinne eines Qualitätsmanagements daraus Schlüsse ziehen und das weitere Vorgehen und Behandlungskonzept optimieren. Auf diesem Weg ist auch der Einbezug von Angehörigen und anderen Kontaktpersonen in die Befragung möglich (z. B. Fremdratings durch das Klinikpersonal und durch Bezugspersonen).

Das Synergetic Navigation System erlaubt es über die Erfolgsmessung hinaus, Verlaufseinschätzungen durchzuführen. Mit einem geringen Zeitaufwand von ca. 10 Minuten pro Tag (jeweils am Abend) können die Patienten ihre Befindlichkeit, die Symptomausprägung, Therapiefortschritte, die Beziehungsqualität zu den Therapeuten, zu Mitpatienten (im stationären Setting) oder zu Familienangehörigen und Bezugspersonen (im ambulanten und familientherapeutischen Setting) einschätzen.

Beispiele für typische Items, die von den Patienten jeden Abend auf Skalen eingeschätzt werden sollen, um eine umfassende Beurteilung des Therapieverlaufs zu ermöglichen, sind:

- Heute war ich zuversichtlich, dass ich mein(e) Problem(e) lösen werde (gar nicht … … trifft voll zu).
- Heute gelang es mir, mich gegen die Zwangsimpulse zu wehren (gar nicht … … trifft voll zu).
- Mein Selbstwertgefühl ist heute gar nicht … … … extrem ausgeprägt.
- Heute waren die Inhalte, mit denen ich mich beschäftigt habe, neu und ungewöhnlich (gar nicht … … trifft voll zu).
- Im Kontakt zu meinen Mitpatienten erlebte ich mich heute angespannt … … … entspannt.

Auch Partner oder Familienangehörige können solche Einschätzungen über sich selbst oder gegenseitig vornehmen, wobei die Items sinnvoll gewählt und formuliert werden müssen. Die daraus resultierenden Zeitreihen geben ein sehr detailliertes Bild des individuellen Therapieverlaufs. Das System erlaubt es, graphische Aufbereitungen der Resultate zu beliebigen Zeitpunkten zu betrachten. Der stationäre Therapeut kann z. B. am Ende einer Woche den Therapieverlauf mit dem Patienten analysieren. Dies steigert die Selbstreflexion des Patienten, identifiziert individuell bedeutsame Interventionen und ermöglicht einen Abgleich von Therapeuten- und Patientenperspektive. Zudem können Zeitreihenanalysen durchgeführt werden, die die Dynamik des Prozesses beschreiben. Die Resultate können dann von Patient und Therapeut gemeinsam ausgewertet werden, um Entscheidungen über den weiteren Therapieverlauf zu treffen. Es handelt sich somit um ein datenbasiertes Real-Time-Monitoring, welches zur Prozesssteuerung genutzt werden kann (Haken & Schiepek, 2006; Schiepek et al., 2007). Das Verfahren wird als „Real-Time“ Monitoring bezeichnet, weil die Prozessdaten nach Eingabe durch den Patienten online verfügbar sind. So kann z. B. in kritisch-instabilen Phasen, in denen der Patient zwar verunsichert, gleichzeitig aber besonders offen für Veränderungen ist, die Frequenz der Therapiekontakte gesteigert werden. Oder es können in solchen Phasen bevorzugt Gespräche mit Angehörigen durchgeführt werden. Wenn ein solches Monitoring von einem Paar oder einer Familie vorgenommen wird, könnte man dies als ein *systemisches* Vorgehen im engeren Wortsinn bezeichnen, denn man erhält ein Bild über ein kommunikatives System mit seiner Dynamik. Beziehungserleben, das sich der Therapeut heute noch in der Einzeltherapie schildern lässt bzw. das er nur bei Paar- und Familiengesprächen beobachten kann, könnte er in naher Zukunft mit Hilfe des *Synergetic Navigation System* aus der Sicht jedes Teilnehmers erfahren. Durch die detaillierte Kenntnis des Beziehungserlebens der einzelnen Teilnehmer wäre der Therapeut auf die Therapiesitzungen optimal vorbereitet. Seine Interventionen könnte er gemeinsam mit den Klienten anhand der Prozessdaten planen und gegenüber Kostenträgern rechtfertigen. Das Therapeuten-Klienten-System reflektiert sozusagen den eigenen Prozess über die Metaebene des Real-Time-Monitorings und leitet hieraus therapeutische Implikationen ab. Für die Klienten bedeutet dieses Vorgehen maximale Transparenz und Selbststeuerung im Therapieprozess, für den Therapeuten ein Maximum an Informationen über den Therapieprozess. Mit dieser Technologie erhält die evidenzbasierte Psychotherapie eine konkrete Bedeutung, denn jede Therapie wird damit zu einer eigenen Prozess-Outcome-Studie, wobei die Ergebnisse über verschiedene Fälle hinweg aggregiert und zusammengefasst werden können.

Beispiel

Eine Patientin zeigte eine geradezu dramatische Veränderung ihres klinischen Verlaufs, insbesondere ihrer Zwangssymptomatik, nachdem sie eine lange schwelende Trennung von ihrem Ehemann vollzogen hatte (vgl. Schiepek et al., 2007). Die Y-BOCS, d. h. die Scores ihrer Symptomintensität, nahmen drastisch ab (siehe Abb. 21), wobei deutlich erkennbar war, dass bereits vor der punktuellen Entscheidung, die sich nach einer Paartherapiesitzung mit dem Ehemann vollzogen hatte, die dynamische Komplexität des Verlaufs deutlich erhöht war.

Dies bedeutet, dass bereits im Vorfeld des entscheidenden Ereignisses kritische Fluktuationen aufgetreten waren, die auf eine kritische Instabilität des gesamten Systems hinweisen. Eine solche Instabilität tritt oft im zeitlichen Umfeld von dynamischen Übergängen (sog. Ordnungsüber-

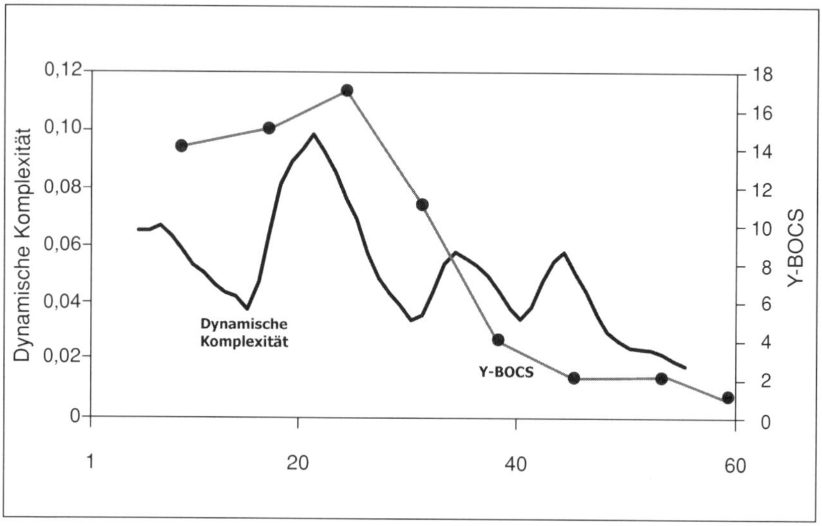

Abbildung 21:
Der Veränderung der Zwangssymptomatik (Linie mit Punkten im Abstand von jeweils einer Woche, basierend auf der wöchentlichen Erhebung der Y-BOCS) geht eine ausgeprägte Phase kritischer Instabilität im Erleben der Patientin voraus. Diese wird durch die dynamische Komplexität erfasst. Das Maximum der Kurve liegt noch im Bereich ausgeprägter Symptomatik.

gängen) auf, wie in diesem Beispiel vor der von ihr vollzogenen Lebensentscheidung. Das *Synergetic Navigation System* macht solche Übergänge rechtzeitig erkennbar, was bedeutsam ist, denn das therapeutische Vorgehen kann und muss sich darauf einstellen. Abbildung 22 zeigt exemplarisch die Verläufe von zwei Items und zwei Faktoren des Therapie-Prozessbogens, wie sie aus den täglichen Einschätzungen resultieren. Man erkennt die Veränderung und die vor der Veränderung zunehmenden Schwankungen bereits mit bloßem Auge, weil die Messung in einer hinreichend gut aufgelösten Taktung (einmal pro Tag) vorliegt.

Bemerkenswert an diesem Verlauf war die Tatsache, dass der Ordnungsübergang bereits vor dem Beginn des Flooding aufgetreten war. Nachdem sie den Beginn der Expositionsübungen zunächst mehrfach verschoben hatte (insbesondere das Home-Flooding führte sie nicht durch, da sie in die gemeinsame Wohnung nicht mehr zurückkehren wollte), begann sie diese dann zu einem Zeitpunkt, zu dem sich die wesentliche funktionale Einbindung des Zwangs gewissermaßen erledigt hatte. Die zuvor sehr angstbesetzten Expositionsübungen fielen ihr nun leicht, und sie konnte Emotionen zulassen, die sie über viele Jahre hinweg nicht mehr zugelassen hatte.

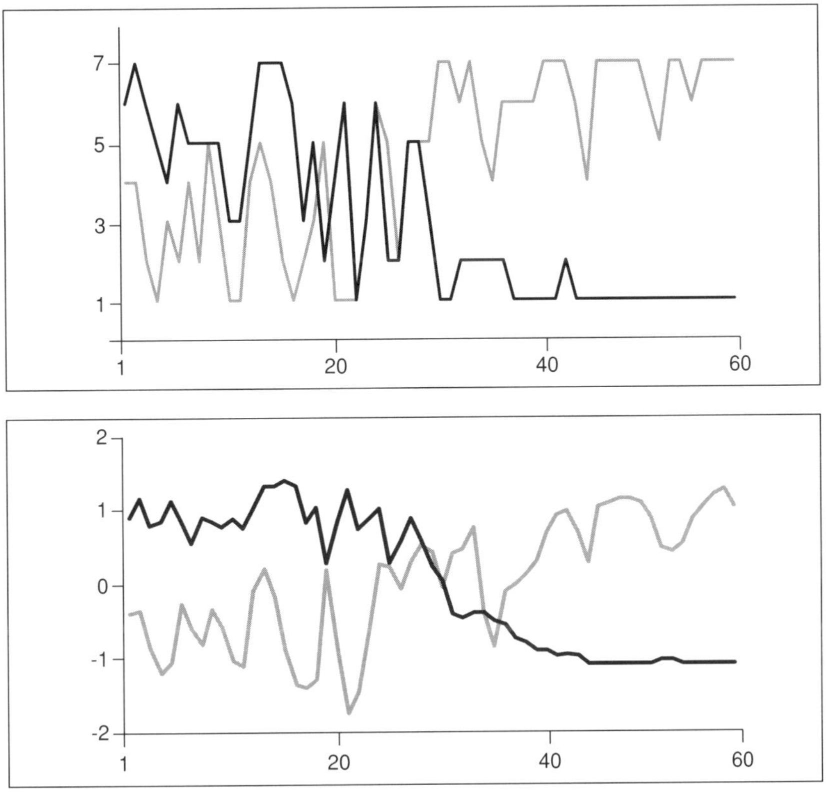

Abbildung 22:

Oben: Verlauf von zwei Items aus dem Therapieprozessbogen für Zwänge (TPB-OCD), erfasst mit dem *Synergetic Navigation System* (tägliche Einschätzungen). Grau: „In Bezug auf meine persönlichen Ziele erlebte ich mich heute als erfolglos (1) vs. erfolgreich (7)". Schwarz: „Heute habe ich zwangsauslösende Situationen vermieden (7: sehr vs. 1: gar nicht).
Auf der x-Achse ist der Therapieverlauf in Tagen abgetragen.
Unten: Verlauf von zwei Faktoren (Subskalen) des Therapieprozessbogens für Zwänge (TPB-OCD). Die jeweils zum Faktor gehörigen Items wurden z-transformiert und gemittelt. Grau: „Therapeutische Fortschritte/Zuversicht/Selbstwirksamkeit".
Schwarz: „Symptomausprägung/Problembelastung".

Das Phänomen therapeutischer Effekte vor dem Beginn der eigentlichen Interventionen ist offenbar weniger selten als man annehmen könnte. In der Literatur wird es unter der Bezeichnung *Rapid Early Responses* diskutiert (z. B. Lambert & Ogles, 2004) und verweist einmal mehr auf die ganz individuelle Dynamik therapeutischer Prozesse. Gerade von unseren Patienten, die an den zunächst so rigide aussehenden Zwangserkrankungen leiden, können wir lernen, dass menschliche Entwicklungen nicht nach einem schablonenhaften Schema ablaufen.

Integrative Vorgehensweisen, wie hier vorgeschlagen, realisieren auf der Ebene der Behandlungstechniken einen methodischen Eklektizismus. Dass dies aber nicht bedeuten muss, unkontrolliert, theoriefrei und ohne Möglichkeiten einer relativ rationalen Begründung zu arbeiten, haben kürzlich Haken und Schiepek (2006) deutlich gemacht. Zahlreiche Befunde lassen erkennen, dass Psychotherapie als eine Kaskade dynamischer Übergänge zwischen Kognitions-Emotions-Verhaltens-Mustern eines bio-psycho-sozialen Systems verstanden werden kann. Therapie bedeutet vor diesem Hintergrund, die prozessualen Bedingungen für solche Übergänge zu schaffen. Aus der Theorie der Selbstorganisation (Synergetik) lassen sich solche Bedingungen klar fassen (sog. Generische Prinzipien), so dass Praktiker damit einen Beurteilungs- und Begründungsrahmen für ihr Vorgehen zur Verfügung haben. Eine wesentliche Rolle spielt dabei z. B. das Schaffen emotionaler und interaktioneller Stabilität für Lern- und Entwicklungsschritte, vor allem wenn diese Schritte angstbesetzt und mit dem Aufgeben von gewohnten Mustern verbunden sind. Als prototypisch für einen solchen Entwicklungsschritt kann die Reizkonfrontation bei Zwangspatienten gesehen werden. Bevor sich ein Zwangspatient dazu entschließt, angstauslösende Situationen gezielt aufzusuchen und gleichzeitig seinen Zwängen zu widerstehen, muss ein stabiler therapeutischer Rahmen geschaffen werden. Diesen stabilen Rahmen schafft in der Regel eine tragfähige therapeutische Beziehung. Auch Informationen über das Störungsbild, das Vermitteln von Hoffnung und positive Therapieverläufe von Mitpatienten tragen zu diesen stabilen Rahmenbedingungen bei. Erst wenn der Patient sich darauf verlässt, dass es sich lohnt ein Risiko einzugehen, wird er sich auf die Reizkonfrontation einlassen. Solche Schritte werden in der Synergetik als Phasenübergänge oder Ordnungsübergänge bezeichnet und sind meist von kritischer Instabilität im Erleben und Verhalten begleitet.

Die im Rahmen des *Synergetic Navigation System* durchgeführten Zeitreihenanalysen der Prozessdaten beziehen sich auf die dynamischen Merkmale von Ordnungszuständen und Ordnungsübergängen (Haken & Schiepek, 2006). So wird beispielsweise die Intensität der Fluktuationen in den Zeitreihen permanent mit einem Gleitfenster gescannt und auf ihre Signifikanz geprüft, da sich anbahnende Übergänge durch das Auftreten kritischer Fluktuationen ankündigen. Berechnet und dargestellt werden auch die Synchronisationsmuster zwischen den einzelnen Zeitreihen, was in Form von graphisch aufbereiteten Korrelationsmatrizen geschieht. Liegen Daten von Paaren und Familien vor, so können nicht nur intraindividuelle (zwischen den Items des Prozessfragebogens), sondern auch interindividuelle Synchronisationsmuster betrachtet werden. Für Paar- und Familiengespräche bedeutet dies, der Therapeut braucht sich nicht ausschließlich auf sein „Bauchgefühl" verlassen, sondern kann die Effekte seiner Interventionen an den Synchronisationsmustern ablesen. Therapeuten und Patienten haben damit ein regelrechtes Navigationssystem zur Verfügung, das sie bei der Therapieplanung und bei der Steuerung durch die Turbulenzen psychotherapeutischer Selbstorganisationsprozesse einsetzen können. Diese Nutzung der Daten und Analyseergebnisse schafft bei den Patienten eine hohe Motivation und Compliance für eine gewissenhafte Dateneingabe. Im Sinne des Selbst-Managements kann das Monitoring-System auch für die Aufrechterhaltung von Therapieeffekten nach Entlassung bzw. nach Therapieende sehr nützlich sein.

Neben diesen neuen Möglichkeiten der Prozesssteuerung und der Praxisforschung warten auch in der Grundlagenforschung zahlreiche offene Fragen auf eine wissenschaftliche Bearbeitung. So konnten bisher keine eindeutigen prognostischen Faktoren für den Verlauf der Zwangserkrankung gefunden werden. Vielleicht stößt die Suche nach Merkmalen in der Symptomatik oder des Krankheitsbeginns sogar an grundsätzliche Grenzen, und man sollte unter Nutzung von Informationen über die Systemdynamik nach Merkmalen der Stabilität oder Instabilität von Krankheits- und Therapieprozessen suchen. Auch hier könnte die Theorie der Synergetik weiterhelfen.

Die Neurobiologie der Zwangsstörungen hat verschiedene beteiligte Hirnareale identifiziert. Ein umfassendes Netzwerkmodell steht bislang allerdings noch aus. So konnte bisher z. B. nicht geklärt werden, ob die Veränderungen in den kortiko-striato-thalamo-kortikalen Regelkreisen ätiologisch ursächlich sind oder ob es sich um kompensatorische Prozesse handelt. Vielleicht ist hierbei ein „Entweder-Oder" auch gar nicht zutreffend, so dass man Modelle über die Neurosystemdynamik der Zwangserkrankung im Verlauf entwickeln müsste.

Bei näherer Betrachtung fällt zudem auf, dass sich die emotionsverarbeitenden Strukturen, die im Zusammenhang mit Obessive-Compulsive Disorders (OCD) diskutiert werden, nur wenig von denen unterscheiden, die im Zusammenhang mit affektiven Störungen diskutiert werden. Überhaupt sind auch die an der Generierung und Verarbeitung von verschiedenen Emotionen beteiligten Hirnregionen relativ ähnlich. Wo liegen also die räumlich-zeitlich feinen Unterschiede zwischen Pathologie und Normalität, oder zwischen den verschiedenen Emotionen? Oder liegen sie überhaupt weniger in den beteiligten räumlichen Strukturen, d. h. in den neuronalen Netzwerken und Schaltkreisen, sondern vielmehr in der zeitlichen Abfolge ihrer Aktivierung, also in den dynamischen Aktivierungsmustern? Die herkömmlichen Auswertungstechniken von fMRT-Messungen produzieren Hinweise auf spezifische Unterschiede in den Aktivierungsgraden von Hirnarealen bei unterschiedlichen Stimulationsbedingungen, nicht jedoch Hinweise auf Interaktionen zwischen Hirnarealen in ihrer zeitlichen Dynamik. Derartige Modelle können in Zukunft mit nichtlinearen Auswertungstechniken vorgenommen werden (sog. *Dynamic Causal Modelling*, Friston et al., 2003). Zeitabhängige Veränderungen in der Konnektivität sind vor allem dann von Bedeutung, wenn es um die Umstrukturierung neuronaler Netze bei Ordnungsübergängen geht: „Time-dependent changes in connectivity correspond to plasticity“ (Friston et al., 2003, S. 1274). Grundsätzlich und nicht nur in der OCD-Forschung sind in Zukunft wichtige Schritte in Richtung eines Verständnisses der Funktionsweise des Gehirns davon zu erwarten, Netzwerktheorien mit zeitlicher Dynamik zu entwickeln.

Über das Gehirn hinaus erscheint es hoch relevant, Endokrin- und Immunprozesse in die Forschung einzubeziehen. Da die starke Angstproblematik bei Zwangsstörungen, die Fokussierung auf mögliche aversive und schädigende Ereignisse und die häufige Befürchtung, Handlungen (z. B. Rituale) unzureichend oder falsch ausgeführt zu haben zu einem hohen Stresslevel und folglich zu einer starken Aktivierung der Stressachse (Hypothalamus-Hypophysen-Nebennieren-System) führen dürfte, ist eine Untersuchung des Cortisollevels und seiner zeitlichen Dynamik naheliegend. Da Stress und Cortisol Immunprozesse verändern, könnten auch diese in die Krankheitsdynamik involviert sein. Diese Annahme ist plausibel, da es Hinweise darauf gibt, dass bestimmte Autoimmunprozesse zu einer Schädigung des Striatums führen (Swedo et al., 1998) – eine Struktur, die in der Neuropathologie der Zwangsstörungen eine zentrale Rolle spielt. Auch hier könnte es darauf ankommen, Prozesse zu erfassen, da immunologische Querschnittsuntersuchungen im Zusammenhang mit Zwangsstörungen bislang kein sehr klares Bild abgeben (Arolt & Rothermundt, 2005). Ein Messparadigma auf der Basis von Harnproben (Messung von Cortisol und Neopterin im Urin, Analysetechnik von Prof. D. Fuchs, Universität Innsbruck) haben Schubert und Mitarbeiter eingesetzt. Nichtlineare Zeitreihenanalysen machten deutlich, dass vor allem die dynamische Komplexität von Neopterin (ein Marker der zellulären Immunaktivität) und des subjektiven Erlebens (Stimmung, Gereiztheit, mentale Aktiviertheit) deutlich mit kritischen Lebensereignissen in Zusammenhang stehen (Haken & Schiepek, 2006, Kap. 3.6; Schubert & Schiepek, 2003).

Eine eigene Studie an der Psychosomatischen Klinik Windach in Kooperation mit der Psychiatrischen Universitätsklinik der LMU München befasst sich mit der Dynamik des Therapieverlaufs von Zwangsstörungen. Ausgehend von den Befunden der Synergetik-Forschung, dass psychotherapeutische Prozesse in Kaskaden von bio-psycho-sozialen Ordnungsübergängen erfolgen, untersuchen wir die neuronalen Korrelate dieser Übergänge. Die Verlaufsmessung der subjektiven Befindlichkeit, Symptomatik und der Therapiefortschritte erfolgt mit Hilfe des *Synergetic Navigation Systems*. Da wir hierüber rechtzeitig Hinweise auf kritische Instabilitäten im Verlauf erhalten, können Patienten ganz gezielt in Phasen kritischer Instabilität, oder auch in Phasen der Stabilität untersucht werden. Es geht also nicht primär um die Frage, *ob* Therapie die Gehirnaktivität verändert, sondern darum, *wie* sich neuronale Netzwerke in Phasen der Stabilität (z. B. bei ausgeprägter Zwangssymptomatik oder aber nach Erreichen einer Besserung) und in Phasen der Instabilität (hohe neuronale Plastizität, intensive

Lernprozesse und „therapeutische Krisen") verhalten. Die Untersuchungen erfolgen somit zu flexiblen Zeitpunkten mit kombinierten fMRT- und EEG-Messungen. Die Stimulation benutzt vor allem individuelle zwangsauslösende Bilder aus dem Lebensumfeld der Zwangspatienten (Aufnahmen mit einer Digitalkamera nach dem Vorbild von Schienle et al., 2005), weiterhin ekelauslösende und neutrale Bilder aus dem International Affective Picture System (IAPS) (Lang et al., 1997/2001). Ziel ist die Entwicklung eines Modells der Selbstorganisation neuronaler Prozesse bei psychotherapeutischen Veränderungen. Eine solche synergetische Theorie der Hirndynamik könnte ein tieferes Verständnis psychischer Störungen und ihrer Behandlung auf dem Hintergrund bio-psycho-sozialer Einflüsse ermöglichen (vgl. dazu Strunk & Schiepek, 2006).

Zusammenfassung

Mit Hilfe der modernen Bildgebung konnte gezeigt werden, dass Psychotherapie eine Symptomreduktion bei Zwängen bewirken kann, die mit einer Veränderung der Aktivität definierter zerebraler Regionen einhergeht (z. B. Schiepek et al., im Druck). Ob dies eine dauerhafte Normalisierung der Gehirnaktivität darstellt, kann aufgrund fehlender Katamnesestudien allerdings noch nicht beantwortet werden. Das heterogene klinische Bild von Zwangsstörungen und ihr variabler Verlauf spricht für die Notwendigkeit von katamnestischen Einzelfallstudien über den stationären Verlauf hinaus. Diese Forderung könnte ein *Synergetic Navigation System* ohne großen personellen oder organisatorischen Aufwand erfüllen, indem eine Vielzahl von Daten über den Therapieverlauf hinweg aggreggiert und evaluiert werden kann. Außerdem können beliebig viele Einzelfallstudien auf diese Art miteinander verglichen werden. Die klinische Erfahrung zeigt, dass es nicht „die Zwangsstörung" gibt, sondern dass jeder Verlauf individuell ist und von einer Vielzahl von individuellen, interpersonellen und psychosozialen Faktoren abhängt. Man muss sich vor diesem Hintergrund klar machen, dass Manuale nur ein grobes Raster für eine Therapieplanung darstellen können. Die Feinabstimmung erfolgt in der Regel durch die Erfahrung und Intuition des Therapeuten und könnte in Zukunft durch ein *Synergetic Navigation System* optimiert und wissenschaftlich fundiert werden.

Literatur

Abramowitz, J. S. (1998). Does cognitive-behavioral therapy cure obsessive-compulsive disorder? A meta-analytic evaluation of clinical significance. *Behavior Therapie, 29,* 339–355.

Aigner, M., Zitterl, W., Prayer, D., Demal, U., Bach, M., Prayer, L., Stompe, T. & Lenz, G. (2005). Magnetic resonance imaging in patients with obsessive-compulsive disorder with good versus poor insight. *Psychiatry Research-Neuroimaging, 140,* 173–179.

Akhtar, S., Wig, N. N., Varma, V. K., Pershad, D. & Verma, S. K. (1975). A phenomenological analysis of symptoms in obsessive-compulsive neurosis. *British Journal of Psychiatry, 127,* 342–348.

Ambühl, H. & Meier, B. (2003). *Zwang verstehen und behandeln.* Stuttgart: Pfeiffer bei Klett-Cotta.

Amir, N., Freshman, M. & Foa, E. B. (2000). Family distress and involment in relatives of obsessive-compulsive disorder patients. *Journal of Anxiety Disorders, 14 (3),* 209–217.

Andersen, T. (Hrsg.) (1991). *Das reflektierende Team. Dialoge und Dialoge über Dialoge.* Dortmund: verlag modernes lernen.

Arnold, S., Joraschky, P. & Cierpka, A. (2003). Systemisch-konstruktivistische Diagnostik. In M. Cierpka (Hrsg.), *Handbuch der Familiendiagnostik* (S. 339–372). Berlin: Springer.

Arolt, V. & Rothermundt, M. (2005). Psychische Erkrankungen und Immunsystem. *Psychotherapie, Psychosomatik und Medizinische Psychologie, 55,* 36–48.

Barrett, P. M., Shortt, A. & Healy, L. (2002). Do parent and child behaviours differentiate families whose children have obsessive-compulsive disorder from other clinic and nonclinic families? *Journal of Child Psychology and Psychiatry, 43,* 597–607.

Baumeister, R. F. (1991). *Escaping the Self.* New York: Basic Books.

Baxter Jr., L. R., Schwartz, J. M., Bergman, K. S., Szuba, M. P., Guze, B. H., Mazziotta, J. C., Alazraki, A., Selin, C. E., Ferng, H. K, Munford, P. & Phelps, M. E. (1992). Caudate glucose metabolic rate changes with both drug and behavior therapy for obsessive-compulsive disorder. *Archives of General Psychiatry, 49,* 681–689.

Berg, C. Z. (1989). Behavioral assessment techniques for childhood obsessive-compulsive disorder. In J. L. Rapoport (Ed.), *Obsessive-compulsive disorder in children and adolescents.* (pp. 41–70). Washington: American Psychiatric Press.

Beushausen, J. (2004). Die visuelle Analyse des Genogramms. *Zeitschrift für Systemische Therapie und Familientherapie, 35 (2),* 153–164.

Bowlby, J. (1988). *A Secure Base.* New York: Basic Books.

Breiter, H. C. & Rauch, S. L. (1996). Functional MRI and the study of OCD: From symptom provocation to cognitive-behavioral probes of cortico-striatal systems and the amygdala. *Neuroimage, 4,* 127–138.

Breiter, H. C., Rauch, S. L., Kwong, K. K., Baker, J. R., Weisskoff, R. M., Kennedy, D. N., Kendrick, A. D., Davis, T. L., Jiang, A., Cohen, M. S., Stern, C. E., Belliveau, J. W., Baer, L.,

O'Sullivan, R. L., Savage, C. R., Jenike, M. A. & Rosen, B. R. (1996). Functional magnetic resonance imaging of symptom provocation in obsessive-compulsive disorder. *Archives of General Psychiatry, 53,* 595–606.
Brody, A. L., Saxena, S., Schwartz, J. M., Stoessel, P. W., Maidment, K., Phelps, M. E. & Baxter, L. R. (1998). FDG-PET predictors of response to behavioral therapy and pharmacotherapy in obsessive-compulsive disorder. *Psychiatry Research – Neuroimaging, 84,* 1–6.
Büttner-Westphal, H. & Hand, I. (1991). Yale-Brown Obsessive Compulsive Scale (Y-BOCS). Autorisierte deutsche Übersetzung und Bearbeitung. *Verhaltenstherapie, 1,* 226–233.
Calvocoressi, L., Lewis, B., Harris, M., Trufan, S., Goodman, W., McDougle, C. J. & Price, L. H. (1995). Family accommodation in obsessive-compulsive disorder. *American Journal of Psychiatry, 152 (3),* 441–443.
Calvocoressi, L., Mazure, C. M., Kasl, S. V., Skolnick, J., Fisk, D., Vegso, S. J., Van Noppen, B. L. & Price L. H. (1999). Family accommodation of obsessive-compulsive symptoms. Instrument development and assessment of family behavior. *The Journal of Nervous and Mental Diseases, 187,* 636–642.
Cannistraro, P. A., Wright C. I., Wedig, M. M., Martis, B., Shin, L. M., Wilhelm, S. & Rauch, S. L. (2004). Amygdala responses to human faces in obsessive-compulsive disorder. *Biological Psychiatry, 56,* 916–920.
Caspar, F. (1996). *Beziehungen und Probleme verstehen. Eine Einführung in die psychotherapeutische Plananalyse* (2. Aufl.). Bern: Huber.
Cilli, A. S., Telcioglu, M., Askin, R., Kaya, N., Bodur, S. & Kucur, R. (2004). The twelve-month prevalence of obsessive-compulsive disorder in Konya, Turkey. *Comprehensive Psychiatry, 45,* 367–374.
Clark, D. A. (2004). Cognitive-behavioral theory and treatment of obsessive-compulsive disorder. In R. L. Leary (Ed.), *Contemporary Cognitive Therapy: Theory, Research, and Practice* (pp. 161–183). New York: Guilford.
Davidson, R. J., Jackson, D. C. & Kalin N. H. (2000). Emotion, plasticity, context, and regulation: Perspectives from affektiv neuroscience. *Psychological Bulletin, 126,* 890–909.
de Shazer, S. (1997). *Der Dreh. Überraschende Wendungen und Lösungen in der Kurzzeittherapie.* Heidelberg: Carl-Auer-Systeme.
Dilling, H., Mombour, W. & Schmidt, M. H. (1993). *Internationale Klassifikation psychischer Störungen.* Bern: Huber.
Döpfner, M. (1993). Children's Yale-Brown Obsessive-Compulsive Scale Deutsche Fassung. Zwangsstörungen. In H.-C. Steinhausen & M. v. Aster (Hrsg.), *Handbuch Verhaltenstherapie und Verhaltensmedizin bei Kindern und Jugendlichen* (S. 267–318). Weinheim: Beltz-Psychologie Verlags Union.
Döpfner, M. & Rothenberger, A. (1997). *Zwangsstörungen bei Kindern und Jugendlichen – Fragen und Antworten.* Informationsheft der Deutschen Gesellschaft für Zwangserkrankungen.
Eaton, W. W., Kramer, M. & Anthony, J. C. (1989). The incidence of specific DIS/DSM-III mental disorders: Data from NIMH Epidemiologic Catchment Area Program. *Acta Psychiatrica Scandinavica, 79,* 163–187.
Ecker, W. (2005). Therapeutische Fehler und Misserfolge in der kognitiv-behavioralen Therapie von Zwangsstörungen aus der Perspektive der klinischen Praxis. *Verhaltenstherapie & Verhaltensmedizin, 26,* 239–260.
Eisen, J. & Rasmussen, S. (1993). Obsessive-compulsive disorder with psychotic features. *Journal of Clinical Psychiatry, 54,* 373–379.
Eisen, J. & Rasmussen, S. (2000). Clinical features of obsessive-compulsive disorder. *Psychiatry Clinics of North America, 23,* 469–491.

Emmelkamp, P.M.G., Kloek. J. & Blaauw, E. (1992). Obsessive-compulsive disorders in principles and practice of relapse prevention. In P.H. Wilson (Ed.), *Principles and Practice of Relapse Prevention*. New York: Guilford.

Falloon, I.R.H., Body, J.L. & McGill, C.W. (1984). *Family Care of Schizophrenia*. New York: Guilford.

Fernandez, A., Pino Alonso, M., Mataix-Cols, D., Roca, M., Vallejo, J., Puchal, R., Menchon, J.M. & Martin-Comin, J. (2003). Neuroactivation of the Tower of Hanoi in patients with obsessive-compulsive disorder and healthy volunteers. *Revue Espagnole de Medicine Nucléaire, 22,* 376–385.

Foa, E.B. & Wilson, R. (1991). *Stop Obsessing: How to Overcome Your Obsessions and Compulsions*. New York: Bantam Books.

Fontanelle, L.F., Mendlowicz, M., Marques, C. & Versiani, M. (2003). Early- and late-onset obsessive-compulsive disorder in adult patients: An exploratory clinical and therapeutic study. *Journal of Psychiatric Research, 37,* 127–133.

Forssen, A.S., Carlstedt, G. & Mortberg, C.M. (2005). Compulsive sensitivity – a consequence of caring: A qualitative investigation into women carer's difficulties in limiting their labours. *Health Care for Women International, 26,* 652–671.

Franke, G.H. (2002). *SCL-90-R. Symptom-Checkliste von L.R. Derogatis*. Deutsche Version. Göttingen: Beltz Test GmbH.

Freeman, J.B., Abbe, M.C., Fucci, C., Karitani, M., Miller, L. & Leonard, H.L. (2003). Familiy-based treatment of early-onset obsessive-compulsive disorder. *Journal of Child and Adolescent Psychopharmacology, 13,* 71–80.

Friston, K.J., Harrison, L. & Penny, W. (2003). Dynamic causal modelling. *Neuroimage, 19,* 1273–1302.

Goodman, W.K., Price, L.H., Rasmussen, S.A., Mazure, C., Fleischmann, R.L., Hill, C.L., Heninger, G.R. & Charney, D.S. (1989a). The Yale-Brown obsessive compulsive scale. I. Development, use, and reliability. *Archives of General Psychiatry, 46,* 1006–1011.

Goodman, W.K., Price, L.H., Rasmussen, S.A., Mazure, C., Delgado, P., Heninger, G.R. & Charney, D.S. (1989b). The Yale-Brown obsessive compulsive scale. II. Validity. *Archives of General Psychiatry, 46,* 1012–1016.

Grawe, K. (2004). *Neuropsychotherapie*. Göttingen: Hogrefe.

Greisberg, S. & McKay, D. (2003). Neuropsychology of obsessive compulsive disorder: A review and treatment implications. *Clinical Psychology Review, 23,* 95–117.

Grunes, M.S., Neziroglu, F. & McKay, D. (2001). Family involment in the behavioral treatment of obsessive-compulsive disorder: A preliminary investigation. *Bevavior Therapy, 32,* 803–820.

Haken, H. & Schiepek, G. (2006). *Synergetik in der Psychologie. Selbstorganisation verstehen und gestalten*. Göttingen: Hogrefe.

Hand, I. (1995). Ambulante Verhaltenstherapie bei Zwangsstörungen. *Fortschritte der Neurologie und Psychiatrie, 63 (1),* 12–18.

Hand, I. & Büttner-Westphal, H. (1991). Die Yale-Brown Obsessive Compulsive Scale (Y-BOCS): Ein halbstrukturiertes Interview zur Beurteilung des Schweregrades von Denk- und Handlungszwängen. *Verhaltenstherapie, 1,* 223–255.

Hauke, W. (1994). Die Effektivität von multimodaler Verhaltenstherapie bei Zwangsstörungen. *Praxis der Klinischen Verhaltensmedizin und Rehabilitation, 26,* 82–88.

Hauke, W. (1998). Praxis des Reizkonfrontationstrainings bei Zwangsstörungen. In M. Zaudig, W. Hauke & U. Hegerl (Hrsg.), *Die Zwangsstörung. Diagnostik und Therapie* (S. 87–100). Stuttgart: Schattauer.

Hegerl, U., Henkel, V. & Pogarell, O. (2002). Neurobiologische Erklärungsansätze bei Zwangsstörungen. *Psychotherapie, 7 (2),* 228–233.
Hegerl, U. & Mavrogiorgou, P. (1998). Biologische Grundlagen von Zwangsstörungen. In M. Zaudig, W. Hauke & U. Hegerl (Hrsg.), *Die Zwangsstörung. Diagnostik und Therapie* (S. 29–44). Stuttgart: Schattauer.
Heymann, F. von, Zaudig, M. & Tritt, K. (2003). Die diagnosebezogene Behandlungsdauer in der Psychosomatischen und Psychotherapeutischen Medizin: eine homogene Größe? Erste Ergebnisse der Multicenter-Basisdokumentation (Psy-BaDo-PTM) als Grundlage qualitätssichernder Maßnahmen in der stationären Psychosomatik. *Praxis klinische Verhaltenstherapie und Rehabilitation, 62,* 209–221.
Hibbs, E. D., Hamburger, S. D., Lenane, M., Rapoport, J. L., Kruesi, M. J. P., Keysor, C. S. & Goldstein, M. J. (1991). Determinants of expressed emotion in families of disturbed and normal children. *Journal of Child Psychology Psychiatry, 31,* 757–770.
Insel, T. R. & Akiskal, H. S. (1986). Obsessive-compulsive disorder with psychotic features: A phenomenologic analysis. *American Journal of Psychiatry, 143,* 1527–1533.
Jänsch, P. (2004). *Der frühe Beginn der Zwangsstörung: Einfluss auf Symptomatik, Schweregrad und Komorbidität.* Diplomarbeit an der Ludwig-Maximilian-Universität München.
Jans, T. (2001). *Der Verlauf der Zwangsstörung mit Beginn im Kindes- und Jugendalter: Eine katamnestische Studie.* Dissertation in der Fakultät Pädagogik, Philosophie, Psychologie der Otto-Friedrich Universität Bamberg.
Kanfer, F. H., Reinecker, H. & Schmelzer, D. (1996). *Selbstmanagement-Therapie* (2. Auflage). Berlin: Springer.
Karno, M., Golding, J. N., Golding, J. N., Sorenson, S. B. & Burmann, M. A. (1988). The epidemiology of obsessive-compulsive disorders in five US-Communities. *Archives of General Psychiatry, 45,* 1094–1099.
Kegan, R. (1986). *Die Entwicklungsstufen des Selbst: Fortschritte und Krisen im menschlichen Leben.* München: Kindt
Knölker, U. (1987). *Zwangssyndrome im Kindes- und Jugendalter.* Göttingen: Vandenhoeck & Ruprecht.
Kordon, A., Leplow, B. & Hohagen, F. (2006). Zwangsstörungen. In H. Förstel, M. Hautzinger & G. Roth (Hrsg.), *Neurobiologie psychischer Störungen* (S. 545–576). Heidelberg: Springer.
Lakatos, A. (1997). *Kognitiv-behaviorale Therapie für Zwangsstörungen.* Regensburg: Roderer.
Lambert, M. J. & Ogles, B. M. (2004). The efficacy and effectiveness of psychotherapy. In M. J. Lambert (Ed.), *Bergin and Garfield's Handbook of Psychotherapy and Behavior Change* (pp. 139–193). New York: Wiley.
Lang, H. (1981). Zur Frage des Zusammenhangs zwischen Zwang und Schizophrenie. *Nervenarzt, 52,* 643–648.
Lang, P. J., Bradley, M. M. & Cuthbert, B. N. (1997/2001). *International Affective Picture System (IAPS): Instruction Manual and Affective Ratings.* Gainesville, FL: Center for Research in Psychophysiology, University of Florida.
Lauter, H. (1962). Die anankastische Depression. *Archiv für Psychiatrie/Zeitschrift für die gesamte Neurologie, 203,* 433–451.
Leonard, H. L., Goldberger, E., Rapoport, J. L., Cheslow, D. & Swedo, S. (1990). Childhood rituals: Normal development or obsessive-compulsive symptoms? *Journal of the American Academy of Child and Adolescent Psychiatry, 29,* 17–23.
Leonard, H. L., Swedo, S. E. & Lenane, M. C. (1993). A 2- to 7-year follow-up study of 54 obsessive-compulsive children and adolescents. *Archives of General Psychiatry, 50,* 429–439.

Leonard, H. L. & Swedo, S. E. (2001). Pediatric autoimmune neuropsychiatric disorder associated with streptococcal infections (PANDAS). *International Journal of Neuropsychopharmacology, 4,* 191–198.
Loth, W. (Hrsg.) (1998). *Auf den Spuren hilfreicher Veränderungen. Das Entwickeln klinischer Kontrakte.* Dortmund: verlag modernes lernen.
March, J. S. & Mulle, K. (1998). *OCD in Children und Adolescents: A Cognitive-Behavioral Treatment Manual.* New York: Guilford Press.
Mavrogiorgou, P. & Hegerl, U. (1998). Psychopharmakotherapie der Zwangsstörungen. In M. Zaudig, W. Hauke & U. Hegerl (Hrsg.), *Die Zwangsstörung. Diagnostik und Therapie* (S. 67–78). Stuttgart: Schattauer.
Milanfranchi, A., Marazziti, D., Pfanner, C., Presta, S., Lensi, P., Ravagli, S. & Cassano, G. B. (1995). Comorbidity in obsessvie-compulsive disorder: Focus on depression. *European Psychiatry, 10,* 379–382.
Millet, B., Kochmann, F., Gallarda, T., Krebs, M. O., Demonfaucon, F., Barrot, I., Bourdel, M. C., Olie, J. P., Loo, H. & Hantouche, E. G. (2004). Phenomenological and comorbid features associated in obsessive-compulsive disorder: Influence of age of onset. *Journal of Affective Disorders, 83(2–3),* 283–284.
Minichiello, W. E., Baer, L., Jenike, M. A. & Holland, A. (1990). Age of onset of major subtypes of obsessive-compulsive disorder. *Journal of Anxiety Disorders, 4,* 147–150.
Möller, H.-J. & Deister, A. (2000). Schizophrenie. In H.-J. Möller, G. Laux & H.-P. Kapfhammer (Hrsg.), *Psychiatrie und Psychotherapie* (S. 997–1068). Berlin: Springer.
Morris, J. S., Büchel, C. & Dolan, R. J. (2001). Parallel neural responses in amygdala subregions and sensory cortex during implicit fear conditioning. *Neuroimage, 13,* 1044–1052.
Mowrer, O. H. (1947). On the dual nature of learning. A reinterpretation of „conditioning" and „problem solving". *Harvard Educational Review, 17,* 102–148.
Nakatani, E., Nakgawa, A., Ohara, Y., Goto, S., Uozumi, N., Iwakiri, M., Yamamoto, Y., Motomura, K., Iikura, Y. & Yamagami, T. (2003). Effects of behavior therapy on regional cerebral blood flow in obsessive-compulsive disorder. *Psychiatry Research, 124,* 113–120.
Nardone, G. (1997). *Systemische Kurztherapie bei Zwängen und Phobien.* Bern: Huber.
Nestadt, G., Lan, T., Samuels, J., Riddle, M., Bienvenu, O. J., Liang, K. Y., Hoehn-Saric, R., Cullen, B., Grados, M., Beaty, T. H. & Shugart, Y. Y. (2000a). Complex segregation analysis provides compelling evidence for a major gene underlying obsessive-compulsive disorder and for heterogenits by sex. *American Journal of Human Genetics, 67,* 1611–1616.
Nestadt, G., Samuels, J., Riddle, M., Bienvenu, O. J., Liang, K. Y., LaBuda, M., Walkup, J., Grados, M. & Hoehn-Saric, R. (2000b). A family study of obsessive-compulsive disorder. *Archives of General Psychiatry, 57,* 358–363.
Niedermeier, N. & Bossert-Zaudig, S. (1998). Psychologische Modelle zur Erklärung der Entstehung und Aufrechterhaltung von Zwangsstörungen. In M. Zaudig, W. Hauke & U. Hegerl (Hrsg.), *Die Zwangsstörung. Diagnostik und Therapie* (S. 45–50). Stuttgart: Schattauer.
Okasha, A. (2004). OCD in egyptian adolescents: The effect of culture und religion. *Psychiatric Times, XXI, 5.*
Paquette, V., Lévesque, J., Mensour, B., Leroux, J. M., Beaudoin, G., Bourgouin, P. & Beauregard, M. (2003). „Change the mind and you change the brain": Effects of cognitive-behavioural therapy on the neural correlates of spider phobia. *Neuroimage, 18,* 401–409.
Pauls, D. L. & Alsobrook, J. P. (1999). The inheritance of obsessive-compulsive disorder. *Child and Adolescent Psychiatry/Clinics of North America, 8,* 481–496.

Phillips, M. L. & Mataix-Cols, D. (2004). Patterns of neural response to emotive stimuli distinguish the different symptom dimensions of obsessive-compulsive disorder. *CNS Spectrum, 9,* 275–283.
Pogarell, O. & Hegerl, U. (2002). Bildgebende Verfahren bei Zwangsstörungen. *Psychotherapie, 7,* 204–208.
Prohovnik, I., Skudlarski, P., Fulbright, R. K., Gore J. C. & Wexler, B. E. (2004). Functional MRI changes before and after onset of reported emotions. *Psychiatry Research, 132,* 239–250.
Pschyrembel, J. W. (1986). *Pschyrembel. Klinisches Wörterbuch.* Berlin, New York: de Gruyter.
Rachman, S. (1993). Obsessions, responsibility and guilt. *Behavior Research and Therapy, 31,* 149–154.
Rachman, S. (2003). *The Treatment of Obsessions.* Oxford: Oxford University Press.
Rachman, S. & DeSilva, P. (1978). Abnormal and normal obsessions. *Behavior Research and Therapy, 16,* 233–238.
Rapoport, J. L., Inoff-Germain, G., Weissmann, M. M., Greenwald, S., Narrow, W. E., Jensen, P. S., Lahey, B. B . & Canino, G. (2000). Childhood obsessiv-compulsive disorder in the NIMH MECA Study: Parent versus child identification of cases. *Journal of Anxiety Disorders, 14,* 535–548.
Rasche-Räuchle, H., Winkelmann, G. & Hohagen, F. (1995). Zwangsstörungen – Diagnose und Grundlagen. *Extracta Psychiatrica, 9 (5),* 22–31.
Rasmussen, S. A. & Eisen, J. L. (1988). Clinical and epidemiolgical findings of significance to neuropharmacologic trials in OCD. *Psychopharmacological Bulletin, 24,* 466–470.
Reich, G., Massing, A. & Cierpka, M. (1996). Die Mehrgenerationenperspektive und das Genogramm. In M. Cierpka (Hrsg.), *Handbuch der Familiendiagnostik* (2. Aufl., S. 289–324). Berlin: Springer.
Reinecker, H. (1994). *Zwänge – Diagnose, Theorien und Behandlung* (2. Aufl.). Bern: Huber.
Reinecker, H. (2006). *Ratgeber Zwangsstörungen. Informationen für Betroffene und Angehörige.* Göttingen: Hogrefe.
Röper, G. (2001). Chronische innere Unsicherheit und ihre Bedeutung für die Entstehung der Zwangsstörung – ein klinisch-entwicklungspsychologisches Störungsmodell. In G. Röper, C. v. Hagen & G. Noam (Hrsg.), *Entwicklung und Risiko: Perspektiven einer klinischen Entwicklungspsychologie* (S. 286–305). Stuttgart: Kohlhammer.
Roos, J. (2004). *Der frühe Beginn der Zwangsstörung: Familienatmosphäre in der Ursprungsfamilie.* Diplomarbeit an der Ludwig-Maximilians-Universität München.
Rosario-Campos, M. & Leckmann, J. (2001). Adults with early-onset obsessive-compulsive disorder. *American Journal of Psychotherapy, 158,* 1899–1903.
Rosenberg, D. R., Mirza, Y., Russel, A., Tang, J., Smith, J. M., Banergee, S. P., Bhandari, R., Rose, M., Ivey, J., Boyd, C. & Moore, G. J. (2004). Reduced anterior cingulate glutamatergic concentrations in childhood OCD and major depression versus healthy controls. *Journal of the American Academy of Child and Adolescence Psychiatry, 43,* 1146–1153.
Ruppert, S., Zaudig, M., Hauke, W., Thora, C. & Reinecker, H. S. (2001). Komorbidität und Zwangsstörung. Teil I: Achse I Komorbidität. *Verhaltenstherapie, 11,* 104–111.
Ruppert, S., Zaudig, M., Reinecker, H. S., Thora, C. & Hauke, W. (2001). Komorbidität und Zwangsstörung. Teil II: Achse II Komorbidität. *Verhaltenstherapie, 11,* 112–118.
Salkovskis, P. M. J. (1999). Understanding and treating obsessive-compulsive disorder. *Behavior Research and Therapie, 37,* 529–552.

Salkovskis, P. M., Shafran, R., Rachmann, S. & Freeston, M. H. (1999). Multiple pathways to inflated responsibility beliefs in obsessional problems: Possible origins and implications for therapy and research. *Behavior Research and Therapie, 37,* 1055–1072.

Salkovskis, P. M. & McGuire, J. (2003). Cognitive-behavioral theory of obsessive compulsive disorder. In R. Menzies & P. de Silva (Eds.), *Obsessive Compulsive Disorder. Theory, Research and Treatment* (pp. 59–77). Chichester: Wiley.

Salkovskis, P. M. & Wahl, K. (2004). Treating obsessional problems using cognitive-behavioral therapy. In M. Reinecke & D. A. Clark (Eds.), *Cognitive Therapy Across the Lifespan: Theory, Research, and Practice* (pp. 138–171). Cambridge, UK: Cambridge University Press.

Saxena, S., Bota, R. G. & Brody, A. L. (2001). Brain-behaviour relationships in obsessive-compulsive disorder. *Seminar in Clinical Neuropsychiatry, 6,* 82–101.

Saxena, S., Brody, A. L., Maidment, K. M., Smith, E. C., Zohrabi, N., Katz, E. Baker, S. K. & Baxter, L. R. (2004). Cerebral glucose metabolism in obsessive-compulsive hoarding. *American Journal of Psychiatry, 161,* 1038–1048.

Saxena, S., Brody, A. L., Schwartz, J. M. & Baxter, L. R. (1998). Neuroimaging and frontal subcortical circuitry in obsessive-compulsive disorder. *British Journal of Psychiatry, 173,* 26–37.

Saxena, S. & Rauch, S. L. (2000). Functional neuroimaging and the neuroanatomy of obsessive-compulsive disorder. *Psychiatry Clinics of North America, 23,* 563–586.

Scheffers, M. K., Coles, M. G. H., Bernstein, P., Gehring, W. J. & Donchin, E. (1996). Event-related brain potentials and error-related processing: An analysis of incorrect responses of go and no-go stimuli. *Psychophysiology, 33,* 42–53.

Schienle, A., Schäfer, A., Stark, R., Walter, B. & Vaitl, D. (2005). Neural responses of OCD patients towards disorder relevant, generally disgust-inducing, and fear-inducing pictures. *International Journal of Psychophysiology, 57,* 69–77.

Schiepek, G. (1986). *Systemische Diagnostik in der Klinischen Psychologie.* Weinheim: Beltz.

Schiepek, G. (1991). *Systemtheorie der Klinischen Psychologie.* Braunschweig: Vieweg.

Schiepek, G., Eckert, H., Tominschek, I. & Caine, C. (2007). Monitoring: Der Psyche bei der Arbeit zuschauen. *Psychologie Heute, 34 (1),* 42–47.

Schiepek, G. & Kaimer, P. (1996). Systemische Diagnostik im Fluß praktischer Erfahrung. In F. Caspar (Hrsg.), *Psychotherapeutische Problemanalyse* (2., völlig überarbeitete Auflage, S. 269–301). Tübingen: dgvt.

Schiepek, G., Tominschek, I., Karch, S., Mulert, C. & Pogarell, O. (im Druck). Neurobiologische Korrelate der Zwangsstörungen. *Psychotherapie, Psychosomatik und medizinische Psychologie*, 57.

Schiepek, G., Wegener, C., Wittig, D. & Harnischmacher, G. (1998). *Synergie und Qualität in Organisationen. Ein Fensterbilderbuch.* Tübingen: dgvt.

Schiepek, G., Weihrauch, S., Eckert, H., Trump, T., Droste, S., Picht, A. & Spreckelsen, C. (2003). Datenbasiertes Real-Time Monitoring als Grundlage einer gezielten Erfassung von Gehirnzuständen im psychotherapeutischen Prozess. In G. Schiepek (Hrsg.), *Neurobiologie der Psychotherapie* (S. 235–272). Stuttgart: Schattauer.

Schlippe, A. von & Schweitzer, J. (1996). *Lehrbuch der systemischen Therapie und Beratung.* Göttingen: Vandenhoeck & Ruprecht.

Schmidt, M. (2003). *Systemische Familienrekonstruktion.* Göttingen: Hogrefe.

Schneewind, K., Beckmann, M. & Hecht-Jackl, A. (1985/1986). *Das Familiendiagnostische Testsystem (F-D-T-S). Gesamtkonzeption und Überblick.* Institut für Psychologie der Ludwig-Maximilians-Universität München.

Schubert, C. & Schiepek, G. (2003). Psychoneuroimmunologie und Psychotherapie: Psychosozial induzierte Veränderungen der dynamischen Komplexität von Immunprozessen. In G. Schiepek (Hrsg.), *Neurobiologie der Psychotherapie* (S. 485–508). Stuttgart: Schattauer.

Schwartz, J. M. (1998). Neuroanatomical aspects of cognitive-behavioral therapy response in obsessive-compulsive disorder. *British Journal of Psychiatry, 173,* 38–44.

Schwartz, J. M., Stoessel, P. W., Baxter, L. R., Martin, K. M. & Phelps, M. E. (1996). Systematic changes in cerebral glucose metaboloic rate after successful behavior modification treatment of obsessive-compulsive disorder. *Archives of General Psychiatry, 53,* 109–113.

Schweitzer-Rothers, J. & Ochs, M. (2003). Systemisch-konstruktivistische Diagnostik. In M. Cierpka (Hrsg.), *Handbuch der Familiendiagnostik* (S. 155–171). Berlin: Springer.

Seligmann, M. E. P. & Johnston, J. C. (1975). A cognitive theory of avoidance lerning. In F. J. McGuigan & D. B. Lumsden (Eds.), *Contemporary approaches to conditioning and learning.* New York: Wiley

Shafran, R., Ralph, J. & Tallis, F. (1995). Obsessive-compulsive symptoms and the family. *Bulletin of the Menninger Clinics, 59,* 472–479.

Sobin, C., Blundell, M. L. & Karayiorgou, M. (2000). Phenotypic differences in early- and late-onset obsessive-compulsive disorder. *Comprehensive Psychiatry, 41,* 373–379.

Staketee, G. (1993). Social support and treatment outcome of obsessive-compulsive disorder at 9-month follow up. *Behavioural Psychotherapy, 21,* 81–95.

Staketee, G. & van Noppen, B. (2003). Familiy approaches to treatment for obsessive compulsive disorder. *Revue of the Brasilian Psychiatry, 25 (1),* 43–50.

Staketee, G., van Noppen, B., Lam, J. & Shapiro, L. (1998). Expressed emotion in families and the treatment of obsessive compulsve disorder. *Psychotherapy in Practice, 4 (3),* 73–91.

Staketee, G. & Pruyn, N. (1998). Family functioning in OCD. In R. P. Swinson, M. M. Antonny, S. Rachmann & M. A. Richter (Eds.), *Obsesive Compulsive Disorder: Theory, Research and Treatment* (pp. 120–140). New York: Guilford.

Stein, D. J., Goodman, W. K. & Rauch, S. L. (2000). The cognitive-affective neuroscience of obsessive-compulsive disorder. *Current Psychiatry Reports, 2,* 341–346.

Stengler-Wenzke, K., Beck, M., Holzinger, A. & Angermeyer, M. C. (2004). Stigmatisierungserfahrungen von Patienten mit Zwangserkrankungen. *Fortschritte in Neurologie und Psychiatrie, 72,* 7–13.

Strunk, G. & Schiepek, G. (2006). *Systemische Psychologie. Eine Einführung in die komplexen Grundlagen menschlichen Verhaltens.* Heidelberg: Spektrum Akademischer Verlag.

Süllwold, L. (1983). *Schizophrenie.* Stuttgart: Kohlhammer.

Swedo, S. E., Leonard, H. L., Garvey, M., Mittleman, B., Allen, A. J., Perlmutter, S. et al. (1998). Pediatric autoimmune neuropsychiatric disorders associated with streptococcal infections: Clinical description of the first 50 cases. *American Journal of Psychiatry, 155,* 264–271.

Swedo, S. E., Schapiro, M. G., Grady, C. L., Cheslow, D. L., Leonard, H. L., Kumar, A., Friedland, R., Rapoport, S. I. & Rapoport, J. L. (1989). Cerebral glucose metabolism in childhood onset obsessive-compulsive disorder. *Archives of General Psychiatry, 46,* 518–523.

Tek, C. & Ulug, B. (2001). Religiosity and religious obsessions in obsessive-compulsive disorder. *Psychiatry Research, 104,* 99–108.

Torres, R. A. & Del-Porto, J. A. (1995). Comorbidity of obsessvie-compulsive disorder and personality disorders. A Brazilian study. *Psychopathology, 28,* 322–329.

Trosbach, J., Angermeyer, M. C. & Stengler-Wenzke, K. (2003). Zwischen Einbezogensein und Widerstand: Angehörige im Umgang mit Zwangserkrankten. *Psychiatrische Praxis, 30,* 8–13.

Van Noppen, B., Steketee, G., McCorkle, B. H. & Pato, M. (1997). Group and multifamily behavioral treatment for obsessive compulsive disorder: A pilot study. *Journal of Anxiety Disorder, 2,* 431–446.

Waters, T. L., Barrett, P. M. & March, J. S. (2001). Cognitive-behavioral family treatment of childhood obsessive-compulsive disorder: Preliminary findings. *American Journal of Psychotherapy, 55,* 372–387.

Wewetzer, C. (2001). *Familienuntersuchung zur Zwangsstörung: Komobidität, familiäre Belastung und familiäre Dynamik.* Habilitationsschrift. Julius-Maximilians-Universität: Würzburg.

Wewetzer, C., Jans, T., Beck, N., Reinecker, H., Klampfl, K., Barth, N., Hahn, F., Remschmidt, H., Herpertz-Dahlmann, B. & Warnke, A. (2003). Interaktion, Familienklima, Erziehungsstile und Erziehungspraktiken in Familien mit einem zwangskranken Kind. *Verhaltenstherapie, 13,* 10–18.

Winkelmann, G., Rasche H. & Hohagen, F. (1994). Zwangsstörungen: Komorbidität und Implikationen für die Behandlung. *Praxis der Klinischen Verhaltensmedizin und Rehabilitation, 25,* 32–40.

Wittchen, H.-U., Saß, H., Zaudig, M. & Koehler, K. (1989). *Deutsche Bearbeitung und Einführung des Diagnostischen und Statistischen Manuals Psychischer Störungen. DSM-II-R.* Weinheim: Beltz.

Wright, P., He, G., Shapira, N. A., Goodman, W. K. & Liu, Y. (2004). Disgust and the insula: fMRI responses to pictures of mutilation and contamination. *Neuroreport, 15,* 2347–2351.

Zaudig, M. (1998). Epidemiologie, Komorbidität und Verlauf der Zwangsstörung. In M. Zaudig, W. Hauke & U. Hegerl (Hrsg.), *Die Zwangsstörung. Diagnostik und Therapie* (S. 25–28). Stuttgart: Schattauer.

Zaudig, M. & Hartmann, K. (2000). Indikation zur stationären Verhaltenstherapie. In H.-J. Möller (Hrsg.), *Therapie psychiatrischer Erkrankungen* (S. 1158–1168). Stuttgart: Thieme.

Zohar, J., Chopra, M., Sasson, Y., Amaz, R. & Amital, D. (2000). Obsessive-compulsive disorder: Serotonin and beyond. Review. *World Journal of Biological Psychiatry, 1,* 92–100.

Zurowski, B., Kordon, A. & Hohagen, F. (2005). Zwangsstörungen. In H. Walter (Hrsg.), *Funktionelle Bildgebung in Psychiatrie und Psychotherapie* (S. 303–319). Stuttgart: Schattauer.

Anhang

Selbsthilfeliteratur

Ambühl, H. (2004). *Wege aus dem Zwang.* Düsseldorf, Zürich: Walter-Verlag.
Ambühl, H. & Meier, B. (2003). *Zwang verstehen und behandeln.* Stuttgart: Klett Cotta.
Gielen, G., Bracht, S. & Reinecker, H. (2005). *Ich bezwinge meinen Zwang. Auseinandersetzung mit einem Waschzwang.* Lengerich: Papst Science Publishers.
Hoffmann, N. (2000). *Wenn Zwänge das Leben einengen.* Mannheim: PAL-Verlag.
Hoffmann, N. (2004). *Expositionen bei Ängsten und Zwängen.* Weinheim: Beltz Psychologie Verlags Union.
Reinecker, H. (2006). *Ratgeber Zwangsstörungen. Informationen für Betroffene und Angehörige.* Göttingen: Hogrefe.

Selbsthilfegruppen

Um die Adresse einer regionalen Selbsthilfegruppe zu erfahren, wenden Sie sich an die Deutsche Gesellschaft Zwangserkrankungen e. V. (DGZ), Postfach 1545, 49005 Osnabrück,
Telefon: (0541) 35 74 4-33
Fax: (0541) 35 74 4-35
Homepage: http://www.zwaenge.de

Dort können Ihnen auch auf Zwangsstörungen spezialisierte Therapeuten vermittelt werden.

Y-BOCS-Symptom-Checkliste

Die Y-BOCS-Symptom-Checkliste (vgl. Seite 154) führt Zwangssymptome getrennt nach Zwangsgedanken und Zwangshandlungen auf. Im Interview mit Kindern ist darauf zu achten, dass die für Kinder leichter beschreibbaren Zwangshandlungen zuerst exploriert werden. Es werden folgende Zwangssymptome abgefragt:

1. Zwangsgedanken:
- 1.1 Furcht vor Selbstverletzung, Verletzung anderer, impulsiven Handlungen, zukünftigem Unheil
- 1.2 Zwangsgedanken über Verunreinigung, Erkrankungen
- 1.3 Sexuelle Zwangsgedanken
- 1.4 Zwangsgedanken um Horten oder Sammeln
- 1.5 Religiöse Zwangsgedanken
- 1.6 Zwangsgedanken um Bedürfnisse nach Symmetrie, Genauigkeit und Ordnung

2. Zwangshandlungen:
- 2.1 Reinigungs- und Waschzwänge
- 2.2 Zählzwänge
- 2.3 Kontrollzwänge
- 2.4 Wiederholungszwänge
- 2.5 Ordnungszwänge
- 2.6 Zwanghaftes Horten und Sammeln
- 2.7 Andere Zwangshandlungen

Y-BOCS-Fragebogen

Es handelt sich um ein Fremdrating-Verfahren für die Spezifizierung des Schweregrades von Zwangsstörungen (vgl. Seite 159). Das halbstrukturierte Interview besteht aus 5 Items, die jeweils getrennt Zwangsgedanken und Zwangshandlungen abfragen:
1. Die Zeit, die mit den Symptomen verbracht wird
2. Der Grad der Beeinträchtigung durch die Symptome
3. Der Leidensdruck
4. Der Widerstand, der den Symptomen entgegengebracht wird
5. Der Grad der Kontrolle über die Symptome

Es sind jeweils fünf Antwortkategorien vorgegeben (0 bis 4 Punkte), die dem Interviewer eine differenzierte Beurteilung der Antwort ermöglichen. Aus den 10 Items wird der Gesamtscore addiert. Dieser kann z. B. wöchentlich im Y-BOCS-Diagramm eingetragen werden, woraus der Verlauf der Zwangssymptomatik ersichtlich wird.

CY-BOCS-Fragebogen

Adaptation der Y-BOCS für Kinder mit Zwangsstörung (Berg, 1989; deutsche Version durch Döpfner [2003] veröffentlicht). Beide Versionen beinhalten die gleichen Items, die Aussagen und Fragen in der Version für Kinder sind sprachlich einfacher formuliert. Bei der Befragung der Kinder ist auch zu beachten, dass Rituale, abergläubisches Verhalten und repetitive Spiele Bestandteile einer normalen Entwicklung sein können. Die Durchführung nimmt bei einem geschulten Interviewer zwischen 30 und 60 Minuten in Anspruch (Döpfner, 1993).

Y-BOCS-Symptom-Checkliste[13]		
Kreuzen Sie alle für Sie zutreffenden Situationen an		
Aggressive Zwangsgedanken	**gegenwärtig**	**früher**
Befürchtungen, sich selbst zu verletzen		
Befürchtungen, andere zu verletzen		
Gewaltätige oder schreckenserregende Vorstellungen		
Befürchtungen, obzöne Gedanken oder Beleidigungen laut von sich zu geben		
Befürchtungen, etwas Peinliches zu tun		
Befürchtungen, aufgrund unkontrollierbarer Impulse zu handeln (z. B. auf eine nahestehende Person mit dem Messer einzustechen)		
Befürchtungen, einen Diebstahl zu begehen		
Befürchtungen, andere zu verletzen, weil man nicht aufmerksam genug ist (z. B. Befürchtung, jemand unbemerkt mit dem Auto angefahren zu haben und dann durch das Weiterfahren Fahrerflucht begangen zu haben)		
Befürchtungen, dafür verantwortlich zu sein, dass etwas (anderes als oben bereits angegeben) Schreckliches passiert ist (z. B. Einbruch, Feuer)		
Sonstiges		
Zwangsgedanken, die sich auf Verschmutzung beziehen		
Sorgen über oder Ekel in Bezug auf körperliche Ausscheidungen (z. B. Urin, Fäzes, Speichel)		
Sorgen über Schmutz oder Keime		
Exzessive Sorgen über Dinge im Haushalt (z. B. Reinigungsmittel, Lösungsmittel)		
Exzessive Sorgen über bestimmte Tiere (z. B. Insekten)		
Sich durch klebrige Substanzen oder andere Rückstände beunruhigt fühlen		
Sorgen darüber, aufgrund von Verschmutzung oder Verkeimung krank zu werden		

13 Goodman, W. et al. (1989a, b). Autorisierte deutsche Übersetzung und Bearbeitung von H. Büttner-Westphal und I. Hand. Mit freundlicher Genehmigung des Verlages S. Karger aus der Zeitschrift „Verhaltenstherapie, 1991, 1, 226–233“ übernommen.

Y-BOCS-Symptom-Checkliste		
Kreuzen Sie alle für Sie zutreffenden Situationen an		
Zwangsgedanken, die sich auf Verschmutzung beziehen	**gegenwärtig**	**früher**
Sorgen darüber, andere dadurch krank zu machen, dass man Keime oder Verschmutzung weitergibt (aggressive Komponente)		
Keine Sorgen über Konsequenzen einer Verschmutzung oder Verkeimung außer derjenigen, welche Gefühle dadurch ausgelöst werden		
Sonstiges		
Zwangsgedanken mit sexuellem Inhalt		
Verbotene oder perverse sexuelle Gedanken, Bilder oder Impulse		
Auf Kinder oder Inzest bezogene Inhalte		
Auf Homosexualität bezogene Inhalte		
Sexuelles Verhalten anderen gegenüber (mit aggressiver Komponente)		
Sonstiges		
Zwangsgedanken, die sich auf das Sammeln und Aufbewahren von Gegenständen beziehen		
(Abzugrenzen gegenüber Hobbys und Beschäftigungen mit Objekten, die finanziell wertvoll sind oder einen besonderen persönlichen Erinnerungswert haben)		
Zwangsgedanken mit religiösen oder solchen Inhalten, die ein schlechtes Gewissen erzeugen		
Befürchtung, Gotteslästerung zu begehen		
Übermäßige Beschäftigung mit Fragen der Moral und richtigen oder falschen Handlungen		
Sonstiges		
Zwangsgedanken, die sich auf Symmetrie oder Genauigkeit beziehen		
In Verbindung mit magischem Denken (z. B. Befürchtung, dass die Mutter einen Unfall haben wird, wenn Dinge nicht am richtigen Platz stehen)		
Nicht in Verbindung mit magischem Denken		

Y-BOCS-Symptom-Checkliste		
Kreuzen Sie alle für Sie zutreffenden Situationen an		
Verschiedene Zwangsgedanken	**gegenwärtig**	**früher**
Drang, Dinge wissen oder erinnern zu müssen		
Furcht, bestimmte Dinge zu sagen		
Furcht, nicht das Richtige zu sagen		
Furcht, Dinge zu verlieren		
Sich aufdrängende (nicht gewaltbezogene) Bilder		
Sich aufdrängende unsinnige Geräusche, Wörter oder Musik		
Sich belästigt fühlen durch bestimmte Töne oder Geräusche		
Glücks-/Unglückszahlen		
Farben mit bestimmter Bedeutung		
Abergläubische Befürchtungen		
Sonstiges		
Zwangsgedanken in Bezug auf den eigenen Körper		
Besorgnis über Missempfinden oder Krankheiten		
Exzessive Sorgen hinsichtlich bestimmter Körperteile oder Besonderheiten des Aussehens (z. B. Dysmorphophobie)		
Sonstiges		
Reinigungs-Wasch-Zwänge		
Exzessives oder ritualisiertes Händewaschen		
Exzessives oder ritualisiertes Duschen, Baden, Zähneputzen oder Körperpflege		
Beschäftigung mit der Reinigung von Haushalts- oder anderen Gegenständen		
Andere Maßnahmen, um Kontakt mit Verschmutzungen zu vermeiden oder zu beseitigen		
Sonstiges		
Kontrollzwänge		
Kontrollieren von Schlössern, Herd, Elektrogeräte usw.		
Kontrollieren, ob man andere Menschen verletzt hat/Vorsichtsmaßnahmen, dass dies nicht passieren wird		

Y-BOCS-Symptom-Checkliste		
Kreuzen Sie alle für Sie zutreffenden Situationen an		
Kontrollzwänge	**gegenwärtig**	**früher**
Kontrollieren, ob nichts Schreckliches passiert ist oder passieren wird		
Kontrollieren, ob man keinen Fehler gemacht hat		
Kontrollieren in Verbindung mit Befürchtungen hinsichtlich des eigenen Körpers		
Sonstiges		
Wiederholungszwänge		
Mehrmaliges Lesen oder Schreiben		
Notwendigkeit, Routineaktivitäten zu wiederholen (z. B. durch die Tür hinein- und hinausgehen, sich auf den Stuhl hinsetzen und aufstehen)		
Sonstiges		
Zählzwänge		
Ordnungszwänge		
Sammel- und Aufbewahrungszwänge		
(Abgrenzen gegenüber Hobbys und Beschäftigungen mit Objekten, die finanziell wertvoll sind oder einen besonderen persönlichen Erinnerungswert haben) z. B. sorgfältiges Durchlesen von Reklamesendungen, Aufeinanderstapeln alter Zeitungen, Durchwühlen von Abfall, Sammeln von nutzlosen Gegenständen		
Verschiedene Zwangshandlungen		
Gedankliche Rituale (außer Kontrollieren, Zählen)		
Exzessives Erstellen von Listen über Alltagsdinge		
Drang zu reden, fragen oder bekennen		
Drang, Dinge anzufassen, anzutippen oder zu reiben		
Rituale, die Blinzeln oder Anstarren beinhalten		
Maßnahmen (nicht Kontrollieren) zur Verhinderung von Selbstverletzungen/Verletzungen anderer Personen/ schrecklichen Konsequenzen		
Ritualisiertes Essverhalten		

Y-BOCS-Symptom-Checkliste		
Kreuzen Sie alle für Sie zutreffenden Situationen an		
Verschiedene Zwangshandlungen	**gegenwärtig**	**früher**
Abergläubische Verhaltensweisen		
Trichotillomanie (zwanghaftes Haarausreißen)		
Andere selbstschädigende oder selbstverletzende Verhaltensweisen		
Sonstiges		

Nur vom Therapeuten auszufüllen! – Liste der Zielsymtome:

Zwangsgedanken

1. ____________________

2. ____________________

3. ____________________

Zwangshandlungen

1. ____________________

2. ____________________

3. ____________________

Vermeidungen

1. ____________________

2. ____________________

3. ____________________

Y-BOCS-Schwergradschema[14]

Anwendung des Y-BOCS-Beschwerdebogens und des Y-BOCS-Schweregradschemas

1. Stellen Sie die Diagnose Zwangsstörung.
2. Erfassen Sie gegenwärtige und vergangene Symptome mit Hilfe des Y-BOCS Beschwerdebogens (anderes Formular).
3. Bestimmen Sie dann den Schweregrad der Zwangsstörung während der vergangenen Woche mit Hilfe des untenstehenden Schweregradschemas mit 10 Items.
4. Wenden Sie erneut den Y-BOCS-Beschwerdebogen zur Kontrolle des Fortschritts an.

Patient ______________________________

Datum 1. Bericht ______________ **Datum dieses Berichts** ______________

Zwangsgedanken-Skala (bitte entsprechenden Punktwert einkreisen)

Achtung: Der Punktwert sollte den Gesamteffekt aller Zwangssymptome des Patienten widerspiegeln. Bewerten Sie das durchschnittliche Auftreten jedes Items im Verlauf der vorigen Woche bis einschließlich zum Zeitpunkt der Befragung.

Item	**Schweregrad**				
1. Zeitaufwand für die Zwangsgedanken	0 Std./Tag	0–1 Std./Tag	1–3 Std./Tag	3–8 Std./Tag	>8 Std./Tag
Punktwert	0	1	2	3	4
2. Störung durch Zwangsgedanken	Nein	Leicht	Deutlich, aber beherrschbar	Erhebliche Beeinträchtigung	Invalidisierend
Punktwert	0	1	2	3	4
3. Unbehagen durch Zwangsgedanken	Nein	Etwas	Mäßig, aber beherrschbar	Schwer	Fast ständig, behindernd
Punktwert	0	1	2	3	4
4. Widerstand gegen Zwangsgedanken	Leistet immer Widerstand	Leistet häufig Widerstand	Leistet etwas Widerstand	Gibt häufig nach	Gibt völlig nach
Punktwert	0	1	2	3	4
5. Beherrschung der Zwangsgedanken	Völlig unter Kontrolle	Weitgehend unter Kontrolle	Etwas unter Kontrolle	Kaum unter Kontrolle	Nicht unter Kontrolle
Punktwert	0	1	2	3	4
Zwischensumme Zwangsgedanken (Summe der Items 1–5):					

14 Goodman, W. et al. (1989a, b). Autorisierte deutsche Übersetzung und Bearbeitung von I. Hand und H. Büttner-Westphal. Mit freundlicher Genehmigung des Verlages S. Karger aus der Zeitschrift „Verhaltenstherapie, 1991, 1, 223–225“ übernommen.

Zwangshandlungen-Skala (bitte entsprechenden Punktwert einkreisen)					
Item	**Schweregrad**				
6. Zeitaufwand für die Zwangshandlungen	0 Std./Tag	0–1 Std./Tag	1–3 Std./Tag	3–8 Std./Tag	>8 Std./Tag
Punktwert	0	1	2	3	4
7. Störung durch Zwangshandlungen	Nein	Leicht	Deutlich, aber beherrschbar	Erhebliche Beeinträchtigung	Invalidisierend
Punktwert	0	1	2	3	4
8. Unbehagen durch Zwangshandlungen	Nein	Etwas	Mäßig, aber beherrschbar	Schwer	Fast ständig, behindernd
Punktwert	0	1	2	3	4
9. Widerstand gegen Zwangshandlungen	Leistet immer Widerstand	Leistet häufig Widerstand	Leistet etwas Widerstand	Gibt häufig nach	Gibt völlig nach
Punktwert	0	1	2	3	4
10. Beherrschung der Zwangshandlungen	Völlig unter Kontrolle	Weitgehend unter Kontrolle	Etwas unter Kontrolle	Kaum unter Kontrolle	Nicht unter Kontrolle
Punktwert	0	1	2	3	4

Zwischensumme Zwangsgedanken (Summe der Items 6–10): ______

Gesamt Y-BOCS (Summe der Items 1–10): ______

Bemerkungen:

______

______

______

______

______

Stichwortverzeichnis